古醫籍稀見版本影印存真文庫

盧經裒腋

日·加藤宗博著

中醫古籍出版社

責任編輯　鄭　蓉
封面設計　張雅娣

图书在版编目(CIP)数据

卢经裒腋／(日)加藤宗博著. —北京:中医古籍出版社, 2015.9
(古医籍稀见版本影印存真文库)
ISBN 978-7-5152-0867-1

Ⅰ. ①卢… Ⅱ. ①加… Ⅲ. ①《难经》-研究②《内经》-研究 Ⅳ. ①R221

中国版本图书馆 CIP 数据核字(2015)第 093305 号

古醫籍稀見版本影印存真文庫
盧經裒腋　日·加藤宗博　著

出版發行　中醫古籍出版社
社　　址　北京東直門內南小街 16 號(100700)
印　　刷　北京金信諾印刷有限公司
開　　本　850mm×1168mm　32 開
印　　張　11.125
字　　數　54 千字
版　　次　2015 年 9 月第 1 版　2015 年 9 月第 1 次印刷
印　　數　0001~3000 冊
書　　號　ISBN 978-7-5152-0867-1
定　　價　26.00 圓

國家古籍出版

專項經費資助項目

據中國中醫科學院圖書館藏日本享保六年刊本影印原書版框高一九八毫米寬一四二毫米

出版説明

中醫藥學是中華民族優秀傳統文化的重要組成部分，是我國醫學科學的特色，也是生命科學中具有自主創新優勢的領域。歷代存留下來的中醫典籍是我國寶貴的文化遺産，其承載着中華民族特有的精神價值、思維方法、想象力和創造力，是中醫藥科技進步和創新的源泉。對中醫古籍進行保護與整理，即是保護了我國全部古籍中的一個重要的組成部分。

《古醫籍稀見版本影印存真文庫》在全面調查現存古醫籍版本情况的基礎上，遴選出五十餘種具有較高學術價值、文獻價值的古醫籍，對其稀見的版本進行搶救性地挖掘整理，其内容涵蓋中醫臨床内、外、婦、兒、針灸、五官各科及基礎理論等領域。這些版本多爲亟待搶救的瀕危版本、珍稀版本、孤本、善本，或者曾經流傳但近幾十年來世面上已很難見到的版本，屬於讀者迫切需要掌握的知識載體，具有較大的出版價值。爲方便讀者閲讀與使用，本叢書整理者對所遴選古籍的版本源流及存世狀況進行了考辨，撰寫了提要，簡介了作者生平，評述了著作的學術價值；爲避免在整理過程中出現各種紕漏，最大限度地保留文獻原貌，我社決定採用影印整理出版的方式。

此次所選書目具有兩個特點：一是以學術性和實用性兼顧爲原則，選擇凝結歷代醫藥學家獨到理論精粹及豐富臨床經驗的精品力作，突出臨證實用，并且充分注重各類中醫古籍的覆蓋面，除了喉科之外，其余各類均有涉及；二是選擇稀見版本，影印出版，不僅可以避免目前市場上古籍整理類書籍魚目混雜、貽誤后學之弊，而且能够完整地體現歷史文獻的真實和完整性，爲讀者研習中醫提供真實的第一手資料。該叢書對於保護和利用中醫藥古籍，發揚和傳承中醫藥文化，更好地爲中醫藥科研、臨床、教學服務具有重大的意義。

我社自二十世紀八十年代成立以來，陸續出版了大型系列古籍叢書，影印的有《中醫珍本叢書》《文淵閣四庫全書醫家類》《北京大學圖書館館藏善本醫書》《海外回歸中醫古籍善本集萃》《中醫古籍孤本大全》等，自出版后廣受學界和藏書機構歡迎。實踐證明，以影印爲基礎進行文獻開發，不僅符合學術研究和收藏需要，而且操作性更强，對促進文獻批露意義重大。

在編輯過程中，我們遵循《古醫籍稀見版本影印存真文庫》的編輯規範，進行了嚴格地查重，并查核原書，爲每種圖書制作了新的書名頁，重新編目，讓讀者一目了然。爲了讓讀者真真切切感受古籍的原汁原味，我們對前言和目録均采用繁體竪排形式。需要説明的是，所收珍本中有缺卷或缺頁的情况，由於這些珍本基本上没有復本，我們没有進行配補，僅作了相應的標注，也留下了些許遺憾，敬請廣大讀者諒解。

中醫古籍出版社

二零一五年九月

前言

《盧經裒腋》二卷，日本加藤宗博著。加藤宗博，為水戶府醫官，博涉經史，尤其喜歡研討軒岐之典，著有《醫學澄源》《脈位辨證》等著作。

作者認為，為醫者不明醫經，則無由施術，而又苦於醫經之辭理函淵，未易窺測。《難經》為隱括《內經》者，實發《內經》之所未發，而歷代注《難經》者，又瑕瑜互見。因此該書作者以滑伯仁《難經本義》為主，刪除繁蕪，綜合諸家之長，間以己意，編成本書。前列總論及圖解，然後對八十一難逐條注解闡發。書後『或問』一篇，係取書中眾說紛紜者，以問答形式詳加辨析，其中多有獨到之見。本書所收資料，頗為豐富，為學習、研究《難經》的重要參考書。

『裒』者，有聚集與減少之意。《易經》云：『君子以裒多益寡，稱物平施』。本書名『裒腋』者，蓋取去粗取精，集腋成裘之意。

本書流傳甚少，據《中醫圖書聯合目録》（一九六一）著録，國内僅存一部，即日本享保六年（一七二一）柳枝軒刻本。今據中國中醫科學院圖書館藏日本享保六年柳枝軒刻本影印。

中醫古籍出版社

目録

獨取寸口永垂後學範模

盧經裒腋

柳枝軒藏版

猶存尺膚不廢上聖敎誨

盧經裒腋序

書而可盡信乎凡天下古今之籍百巨萬而齊諧志怪讖緯小説暨後世傳説數家樊然殽亂者居太半焉書果不可信乎則墳典已來數千載經史百家其

道與事苟不徵之簡牘何以得稽古於今也哉夫書也者知吾知之所未能知明吾明之所未能明蓋君子引而不發舉之一吾反之三隅自非求在我者也安在其躍如也今世或傳一書

則相聚尊信之曰是某解也某
巽方人也世所爲名高者也不
可信哉乃師敬授之弟子弟子
敬受之師其一字一語始不辨
菽麥卽鹿謂之馬也猶以爲己
惑罔然受其欺終不能發一識

知其所未能知而明其所未能
明即亦使黠者謂是求無益於
得也與其惑滋甚固不如不讀
不習之爲愈也蓋非書之罪也
其人之難也今且以余所學觀
之軒轅氏尚矣其宅脈書色診

樂論石神陰陽內外大小精粗
此其所著五車之不能載也而
傳其書者不爲不博守其術者
不爲不多然且道不事往古唯
末師之是雷同相從終身不覺
蓋亦難其人哉余生海西幼好

躄稍長益就其業遂乃極四境遍諸邑凡雞犬相聞者莫不至焉然僻陋之地所事乏人則慨然始有志于四方既冠東遊大阪觀風西京又去益東至東都以爲通邑大都如是其遍所謂

非常人庶幾乎其得見也至今
十數年寥寥乎不聞其人其人
固若是難乎其我獨芒而不識
其人乎久之盧經裒腋者出即
水藩人加藤君與厚所著而遠
徵序於余余所善慎齋先生亦

侍醫于水藩於是相與繙閱乃
抵掌歎曰古之人古之人亦所
謂其人乎余今始得聞之人也
蓋加藤君所論一稽信乎古乃
東漢已下不屑也書而可盡信
乎書果不可信乎

享保辛丑夏孟日

俊庵土英謹識

盧經裒腋序

吾嘗誦程夫子不可不知醫之
戒。而謂醫豈易知。知醫有要。必
擇稽古之精。而閱疾之變者。而
要之。庶其不失也。蓋好乎稽古
而不廣於閱疾者。迂闊拘泥。不

雖聰穎比諸趙括之讀書勝乎
閑疾而不對於務者意揣昧
行而雜隸遠比諸霍光之不學
無術三十年之舊奏屢中之功
而要路不能原至理而歸實效
均謂之庸一遇之事親者之宜

何誤信偏任讒之上下。以試所
天之軀命於不測之刀圭哉。予
在水戸府。屢為二豎所祟。延醫
官藤子攻之。或標或本。對症選
方。每施而獲功。在他府中士庶。
來請藥者。旦夕罵之。扣踵乎門。

而予亦自博渉經史好著述於
軒岐之典尤以研覃討究嘗以下
擇其要領成一可觀爲前藏擬廬
經復脘走書徵序勤而不已顧
醫道之廣而要而精今其所述
當否精粗固非不專貫門者所

得擬議。即使議而得當，亦留紙上空論。將與趙括同科。是而欲仍之以塞其請，而特垂子之務于閑暇而審于臨機。不苟于逞練，為泥古則，而觀親試，有所不疑，乃舉以公海內讀書編者。

保為一云。

正德乙未秋平安三宅緝明撰

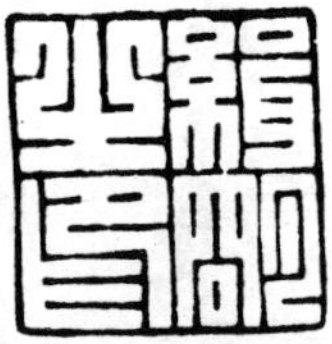

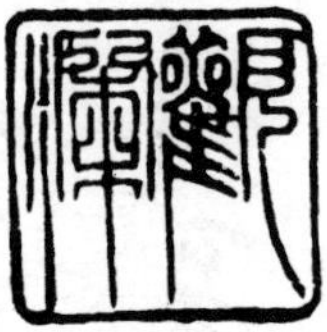

盧經裒腋自叙

為醫之道者以內經難經為宗醫經苟不明醫術曷繇施哉然而其書辭理幽淵未易窺測是以歷代註釋寔繁有徒如內經迨會稽張氏之編類註經宏才

雄辯群疑氷釋博達旁通最爲
詳覈箋惜其際因襲之弊偏僻
之失遑而在也至難經者隱
括内經其言要其義容可謂渾
然無外矣披翁所謂達者明之
如盤走珠如珠走盤無不可者

不虛語矣。至若獨取寸口創立三部分配藏府六合。後世爲醫者靡不賴之爲宗。實發內經之所未發。圭齋歐陽公謂爲醫之祖者。亦非誣也。而註之者。倍蓰於內經。亦一得一失。醇疵踳駁。

不克罔遺憾。嘗聞為寶裘者。必藉衆腋之純。豈啻被服物皆若斯。今博竊顧當仁不讓之義。旁裒諸家。揀取純粹。以米編閒。加管見。補其鏬漏。命曰盧經裒腋。冀全狐白於千金。以副盧扁

之濬仁。亦唯竭我愚而已。智者
之擇焉。

正德甲午春加藤宗博與厚於
常陽春風洞中謹書

凡例

一難經正文。諸本有小異。今槩從滑氏。若有不是。則擇諸家善者從之。不敢擅增減。

一滑氏本義有闕誤總類。凡十九件。愚今考索温繹義理自貫通。止十四難於收二字誤耳。他無復缺文錯簡。說見總論。

一獨取寸口越人著此編之基本也。而寸口脉位。諸說並不得其眞。蓋由內經寸口與難經三部之寸混雜不明也。今詳審辨訂之讀者更與或問圖解參考思過半矣。

一 十八難三部四經脉位是越人惠後學之特見也然輓近注内經者以其脉要精微論尺内一章不可通解欲強合於難經三部之說以售之遂攪亂一箇正法註誤幾多英俊戾莫大焉今將越人之本旨注釋辨明學者潜心研究熏蕕自判然庶免乎邪說勦襲之患矣故特表而出之

一 本經滑氏本義釐為二卷今從其說但三

十難至三十二難語意相屬故上卷限以二十九難

一 此著雜取諸家刻除繁蕪務從精要間加己意東裝為文其特異者各具姓字以別之如愚聰見亦然

篇内有諸説紛紜相攻擊者別為或問辨析焉至如三焦命門家家喧豗為特甚愚平素用心研覈似差得肯綮而非敢沽譽唯與同志者樂善而已

凡例畢

昔者黃帝。憫斯民之札瘥。與師臣問答。以演素問靈樞醫之大經大法悉備焉。然其書浩瀚。而通識者鮮矣。迨秦越人出。迺取其切近而約要者。設為八十一難。難經起矣。而其書蓋名家秘授。流傳不廣。故史記越人傳不載著難經。至隋唐志。始有秦越人黃帝八十一難經之目。文苑英華載王勃所作曹真道難經序云。此書上古岐伯授黃帝。歷伊尹成湯太公文王授醫和醫和歷六師授秦越人至秦越人遂定章句歷九師授華佗華佗歷六師授黃公黃公以授曹夫子王應麟玉海亦有此説意是好事者神異此書孟浪誇説煜燁人之眼目如王勃筆耕心織之士而非精醫者蓋隨曹氏之所説直書之耳氷鑑王氏曰難經軒轅時扁鵲所作而秦越人注之亦屬迂誕注家又有謂此書一歷華佗煨燼錯簡缺文最多矣愚初然其言至沈潛思索讀

畧寒暄、始覺篇章完全、辭意貫通。是必非燼
餘書。其似有闕誤者、繇言簡旨邃、不可猝通
也。惜乎諸家迷丁氏補注有難經歷代傳之
一人、至魏華佗燼其文於獄下、及吳人呂廣
重編此經、不能無缺文之說。遂致懷竊鈇之
疑、而蹈刻舟之弊。於乎曠古之書、庸詎講明。
惟理所在、乃道所存也。窮其理、則道斯彰焉。
今　博區區晚生、猥庸駑下。雖則知取嗤識者、
然而攻業服勤、深痛我道之隱晦、日夕孜孜

磨礪冏措是我一片赤心也。高明其諒焉哉。

一難寸口之圖

盧經裒腋圖解

凡設圖者。欲令覽者易曉其義也。故聚可圖者圖之。不復煩為。若其經絡藏府兪穴既有全書在。故略焉耳。

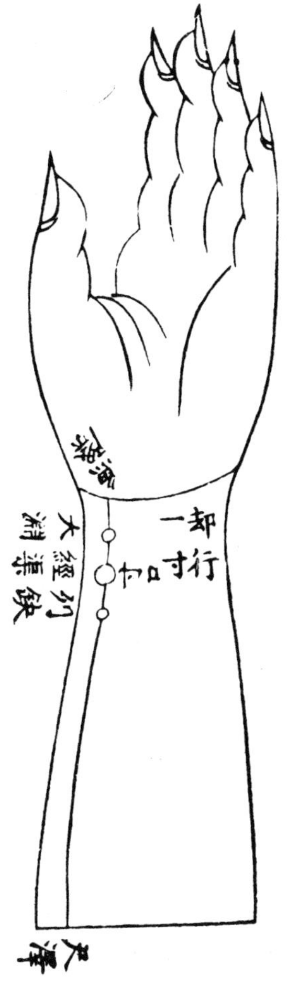

寸口又名氣口。又曰脈口。在手太陰魚際。却行一寸之處。經所謂氣口成寸以決死生者是也。宜與或問照考。

二難脈有尺寸之圖

本篇曰。從關至尺。是尺内。陰之所治也。從關至魚際。是寸内。陽之所治也。

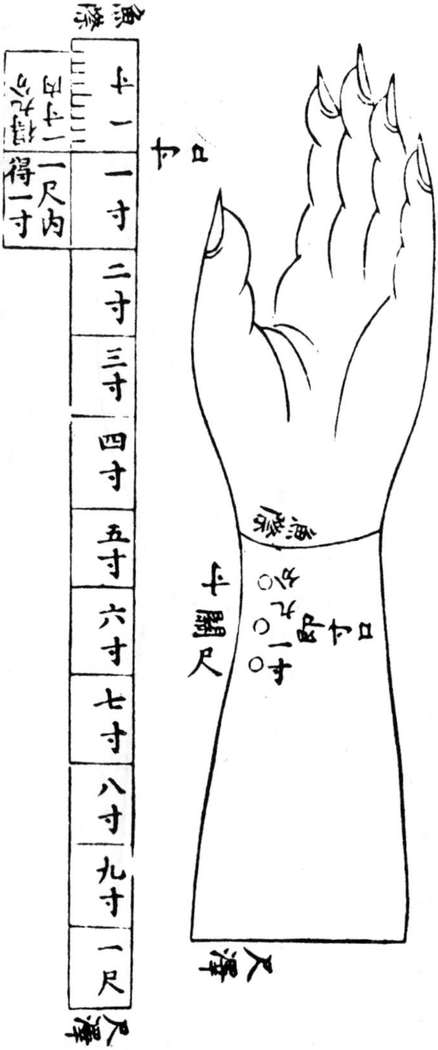

又曰。陰得尺内一寸。陽得寸内九分。尺寸終始一寸九分。故曰尺寸也。

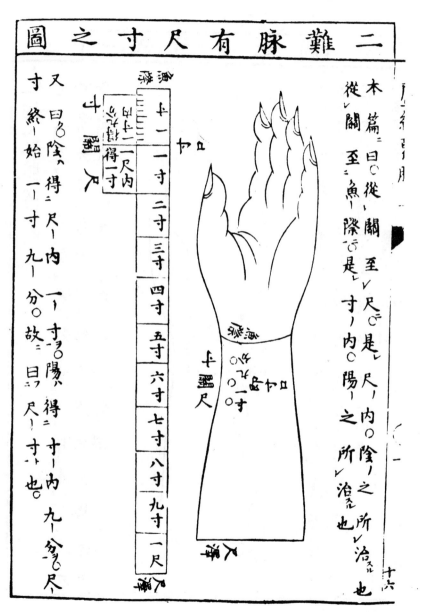

三難關格覆溢之圖

關之前者陽之動也○脉當見九分而浮過者法曰太過○減者法曰不及○遂上魚為溢○為外關內格○此陰乘之脉

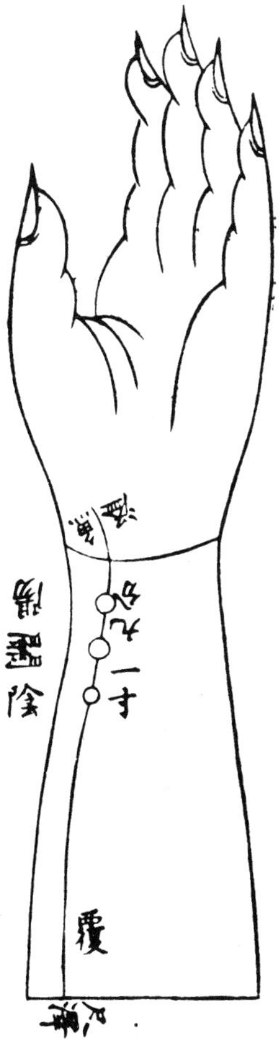

關以後者陰之動也○脉當見一寸而沈過者法曰太過○減者法曰不及○遂入尺為覆○為內關外格○此陽乘之脉

五難脉有輕重之圖

主皮毛	肺	三菽重
主血脉	心	六菽重
主肌肉	脾	九菽重
主筋	肝	十二菽重
主骨	腎	十五菽重

七難六氣王脉之圖

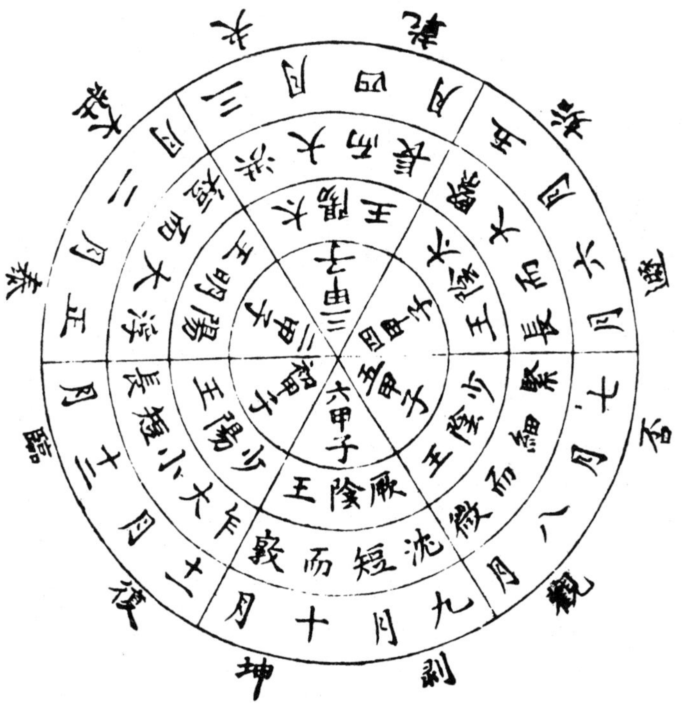
乾
夬
大壯
泰
臨
復
坤
剝
觀
否
遯
姤
正月
二月
三月
四月
五月
六月
七月
八月
九月
十月
十一月
十二月
乍大乍小乍短乍長
浮大而短
洪大而長
緊大而長
緊細而微
沉短而敦
少陽王
陽明王
太陽王
太陰王
少陰王
厥陰王
初甲子
二甲子
三甲子
四甲子
五甲子
六甲子

十難一脉十變

藏（陰柔）	心脉	肝脉	腎脉	肺脉	脾脉
正邪	大甚 心邪自干心	急甚 肝邪自干肝	沈甚 腎邪自干腎	浮甚 肺邪自干肺	緩甚 脾邪自干脾
微邪	浮甚 肺邪干心	緩甚 脾邪干肝	大甚 心邪干腎	急甚 肝邪干肺	沈甚 腎邪干脾
虛邪	急甚 肝邪干心	沈甚 腎邪干肝	浮甚 肺邪干腎	緩甚 脾邪干肺	大甚 心邪干脾
實邪	緩甚 脾邪干心	大甚 心邪干肝	急甚 肝邪干腎	沈甚 腎邪干肺	浮甚 肺邪干脾
賊邪	沈甚 腎邪干心	浮甚 肺邪干肝	緩甚 脾邪干腎	大甚 心邪干肺	急甚 肝邪干脾

五邪剛柔之圖

府 陽剛	心脈	肝脈	腎脈	肺脈	脾脈
正邪	微大 小腸邪自干小腸	微急 膽邪自干膽	微沈 膀胱邪自干膀胱	微浮 大腸邪自干大腸	微緩 胃邪自干胃
微邪	微浮 大腸邪干小腸	微緩 胃邪干膽	微大 小腸邪干膀胱	微急 膽邪干大腸	微沈 膀胱邪干胃
虛邪	微急 膽邪干小腸	微沈 膀胱邪干膽	微浮 大腸邪干膀胱	微緩 胃邪干大腸	微大 小腸邪干胃
實邪	微緩 胃邪干小腸	微大 小腸邪干膽	微急 膽邪干膀胱	微沈 膀胱邪干大腸	微浮 大腸邪干胃
賊邪	微沈 膀胱邪干小腸	微浮 大腸邪干膽	微緩 胃邪干膀胱	微大 小腸邪干大腸	微急 膽邪干胃

十三難色脉五行相

肝木

脉弦而急

聲	色	臭	味
呼	青	臊	酸

相勝		相生	
浮濇而短 金尅木	大而緩 木尅土	小而滑 水生木	浮大而散 木生火

脾土

脉中緩而大

聲	色	臭	味
歌	黃	香	甘

相勝		相生	
弦而急 木尅土	小而滑 土尅水	浮大而散 火生土	浮濇而短 土生金

心火

脉浮大而散

聲	色	臭	味
言	赤	焦	苦

相勝		相生	
小而滑 水尅火	浮濇而短 火尅金	弦而急 木生火	大而緩 火生土

肺金

脉浮濇而短

聲	色	臭	味
哭	白	腥	辛

相勝		相生	
浮大而散 火尅金	弦而急 金尅木	大而緩 土生金	小而滑 金生水

寸脉尺膚之圖

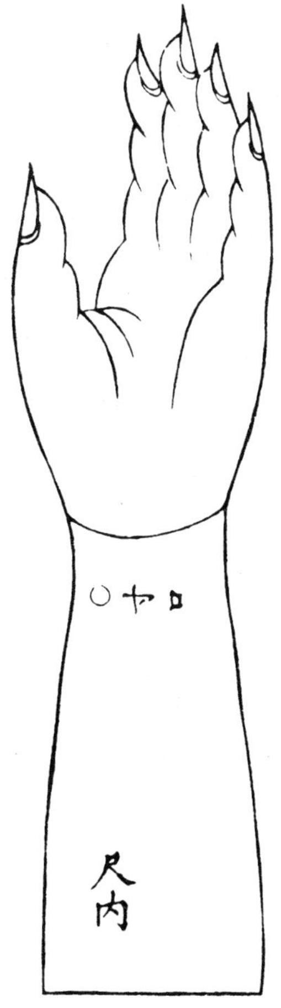

勝相生圖

腎水			
脉沈濡而滑			
聲呻	色黑	臭腐	味鹹
相勝		相生	
大而緩 土剋水	浮大而散 水剋火	浮濇而短 金生水	弦而急 水生木

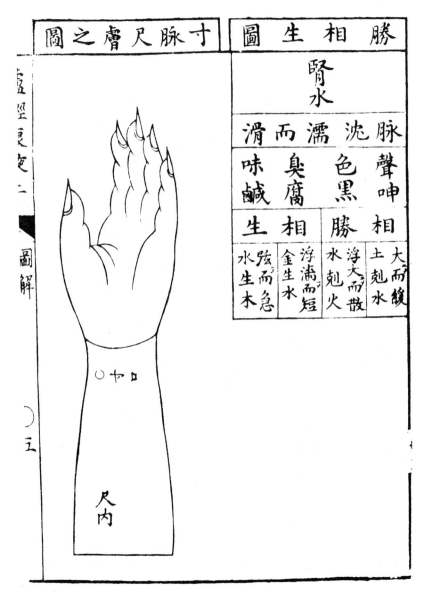

十四難損至脉之圖

損脉		至脉
四呼一至即二息一至	命絕	一呼六至即一息十二至
三呼一至即一息一呼一至	死	一呼五至即一息十至
二呼一至即一息一至	奪精	一呼四至即一息八至
一呼一至即一息二至	離經	一呼三至即一息六至
一呼再至	平	一息四至

十八難三部四經圖

部位	右 六氣	右 經	右 脈位	左 脈位	左 經	左 六氣
寸	燥金	手陽明大腸經 手太陰肺經	浮中沉	浮中沉	手太陽小腸經 手少陰心經	君火
關	濕土	足陽明胃經 足太陰脾經	浮中沉	浮中沉	足少陽膽經 足厥陰肝經	風木
尺	相火	手少陽三焦經 手厥陰心主經	浮中沉	浮中沉	足太陽膀胱經 足少陰腎經	寒水

左右有氣血之分
上下有君臣之道
循環有子母之親
對待有夫婦之別
六經有表裏之合
三部有六氣之序

十九難男女生於寅申圖

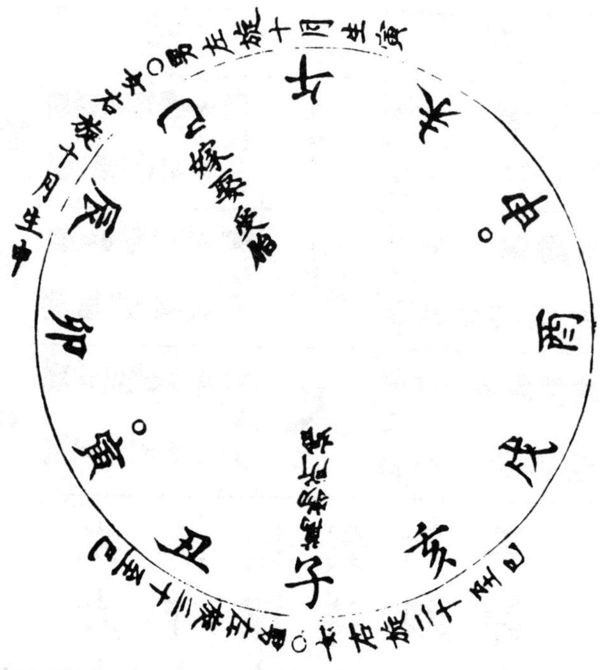
男左旋十月生寅○女右旋十月生申
男左旋三十至巳○女右旋二十至巳
子萬物所始
子
丑
寅
卯
辰
巳
午
未
申
酉
戌
亥

紀氏曰生物之初其本原皆始於子自子推之男左旋三十而至於巳女右旋二十而至於巳是男女婚嫁之數也自巳而懷娠男左旋十月而生於寅寅為木陽也女右旋十月而生於申申為金陰也

三十一難三焦之圖

主納而不出	在心下下膈胃上口	衛氣 **上焦** 如霧	其治在膻中
主腐熟水穀	在胃中脘不上不下	營氣 **中焦** 如漚	其治在臍傍天樞
主分別清濁出而不納以傳導	當膀胱上口	溲便 **下焦** 如瀆	其治在臍下一寸陰交穴

三十三難五音剛柔配耦之圖

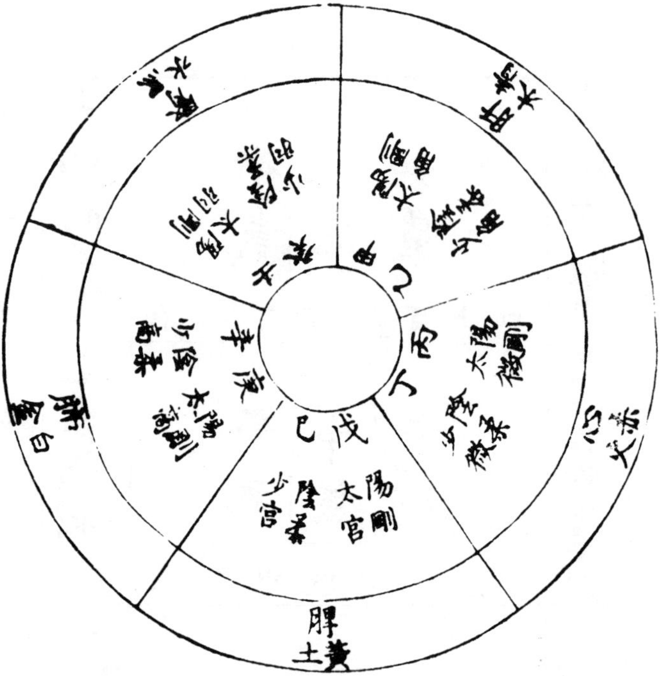

陽夫	甲 木剛	庚 金剛	丙 火剛	壬 水剛	戊 土剛
陰婦	己 土柔	乙 木柔	辛 金柔	丁 火柔	癸 水柔

三十四難五藏聲色臭味液圖

	肝	心	脾	肺	腎
五聲	呼	言	歌	哭	呻
五色	青	赤	黃	白	黑
五臭	臊	焦	香	腥	腐
五味	酸	苦	甘	辛	鹹
五液	泣	汗	涎	涕	唾
所主	色	臭	味	聲	液
七神	魂	神	意智	魄	精志

四十九及五十

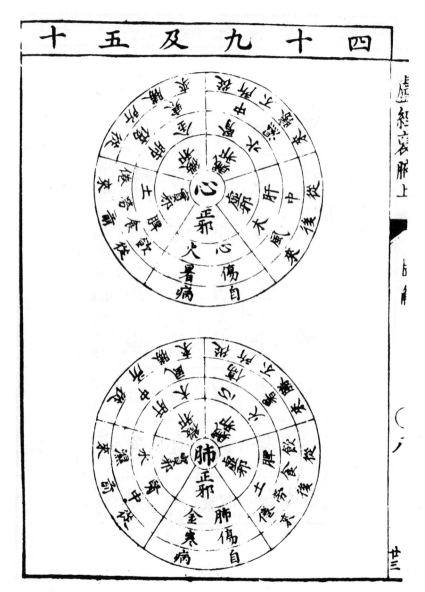

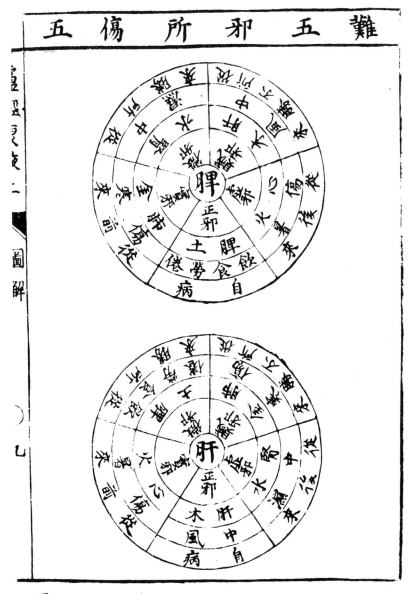

脾
正邪
脾土
飲食勞倦
自病

肝
正邪
肝木
中風
自病

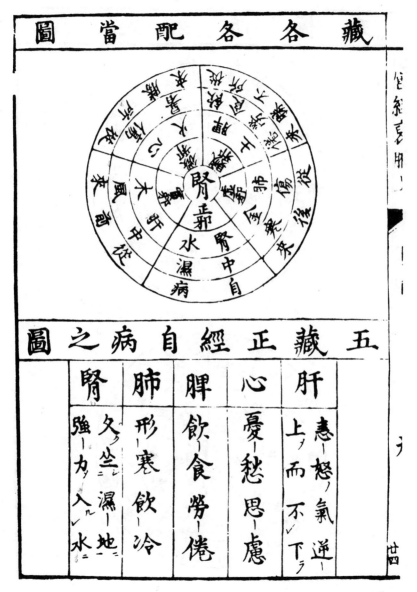

藏各配當圖

五藏正經自病之圖

肝	心	脾	肺	腎
恚怒氣逆上而不下	憂愁思慮	飲食勞倦	形寒飲冷	久坐濕地強力入水

五十三難七傳間藏生尅之圖

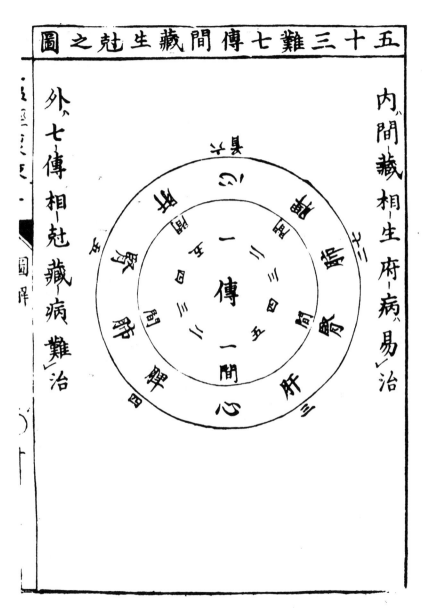

内間藏相生府病易治

外七傳相尅藏病難治

六十四難井滎俞經合剛柔陰陽相配圖

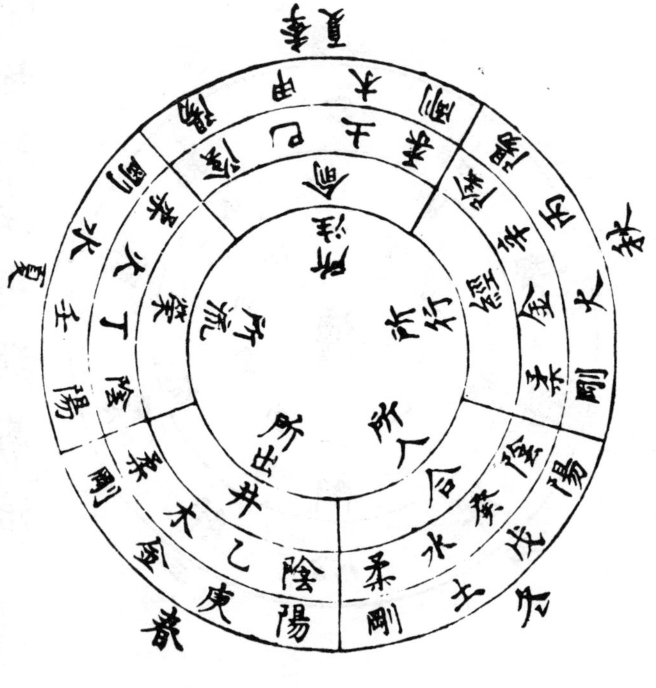
季夏
陽 甲 木 剛
陰 己 土 柔
俞
所注
秋
陽 丙 火 剛
陰 辛 金 柔
經
所行
冬
陽 戊 土 剛
陰 癸 水 柔
合
所入
春
陽 庚 金 剛
陰 乙 木 柔
井
所出
夏
陽 壬 水 剛
陰 丁 火 柔
滎
所流

七十五難瀉南補北之圖

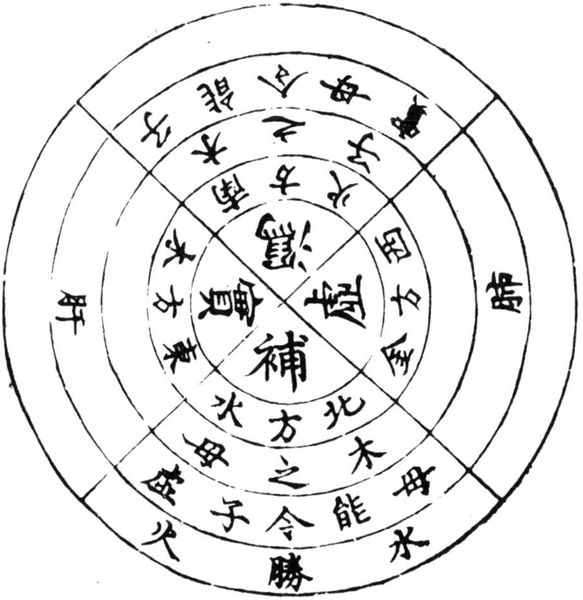

本篇曰。南方火。火者木之子也。北方水水者木之母也。水勝火。子能令母實。母能令子虛。故瀉火補水。欲令金不得平木也。

圖解

難 奴丹切 不易之稱也
經 古丁切 常也法也
○蓋聖人之書也者萬世不易之法也故曰經
○仲景傷寒論序云撰用素問九卷八十一難云云八十一難之名始而見焉
靈樞曰經脉者常不可見也其虛實也以氣口知之云云
然 應聲如此
氣口之義其名有三肺者氣出之門也故云氣口脉之大會聚於此故脉口脉者出大淵其長一寸九分故曰寸口左右同

盧經裒腋卷之上

常陽 水戸府醫官元菴加藤宗博著

男 東春挍

一難曰十二經皆有動脉獨取寸口以決五藏六府死生吉凶之法何謂也○然寸口者脉之大會手太陰之脉動也 難ハ去聲○然ハ者荅辭○下傚此

十二經皆有動脉者如手陽明經脉動合谷陽谿足陽明經脉動衝陽人迎之類凡手足三陰三陽十二經皆有動脉也脉氣

見宜或問云夫一難之寸口者不偏陽不倚陰即候人身中和元気之處而来初分於尺寸陰陽故此言寸口者統於寸尺之通名経所謂気口脉口者是也其脉自尺出於緒動而長一寸九分故曰寸口又曰霊樞云大淵魚後一寸陷者中也魚後一寸則寸尺二部之當中而即関脉之部也関者陰陽之界限而跨于陰陽于陽其所會之脉気者一身陰陽之気也故挙二気界限之地寸尺陰陽之中以示者脉陰陽之気會三部處而已

之流行徑直者謂之經穀氣之宜通無避者謂之脉故曰經者徑也脉者陌也寸口者脉位名在手太陰魚際却行一寸之所故名寸口又曰氣口越人設問之意蓋謂一身十二經皆有動脉之可以診而今獨取寸口以决藏府死生吉凶者寸口即手太陰之脉氣而百脉所朝會處也五藏別論帝曰氣口何以獨爲五藏主岐伯曰胃者水穀之海六府之大源也五味入口藏

氣口成寸二字以成字為重也此寸字不寸之謂尊口之場位耳成者成始成終之意氣口之脉不可凡分則不能成始終故言成寸也斯知此寸字非指寸口一部即兼關尺三部之總名也素內經綱以寸口一部之地言成寸之地乎言成寸則為寸口終始之總名不辯而可解之也

言三寸六寸者脉行左右合三寸左右合六寸也分而言之則右行一寸半左行亦一寸半呼吸定息左右各三寸而合計則六寸也

於胃以養五藏氣五藏六府之氣味皆出於胃而變見於氣口也經脉別論云肺朝百脉又云氣口成寸以決死生此越人所以獨取夫寸口而後世醫家靡不賴之實爲萬古不易之宗法也其繼前聖慮後學之意豈淺淺乎哉是此編之大要領也

人一呼脉行三寸一吸脉行三寸呼吸定息脉行六寸人一日一夜凡一萬三千五百息脉行五十度周於身漏水下百刻營衛行陽

二十五度行陰亦二十五度為一周也故五十度復會於手太陰寸口者五藏六府之所終始故法取於寸口也

此承上文而明寸口為脉之大會也政與靈樞五十營及營衛生會篇文大同凡飲食入胃其精微之氣化為營衛而營行脉中衛行脉外始於手太陰周行一身如環之無端其積於胸中不行于營衛之道而行呼吸者謂之宗氣人謂平人不病脉息

調匀者也。呼者氣之出也。吸者氣之入也。一呼一吸為一息。素問平人氣象論曰。人一呼脉再動。一吸脉再動。呼吸定息脉五動。閏以太息命曰平人。故平人一呼脉行三寸。一吸脉行三寸。即一息間脉行六寸。凡呼吸之數。一日一夜一萬三千五百息。脉行八百一十丈。則五十度周於身而營衛之行陽二十五度。行陰亦二十五度。平注流行于陰陽諸經。無少間斷。五十度而

適當漏水下晝夜一百刻又明日平旦營
衛復大會於手太陰此寸口者為藏府脉
氣之所終始故其死生吉凶法取之於此
焉蓋漏水下一刻計呼吸一百三十五息
脉行八丈一尺二刻計呼吸二百七十息
脉行一十六丈二尺此為一周身一度畢
於是復還注手太陰積而盈之一日一夜
漏水下百刻得呼吸一萬三千五百息脉
行八百一十丈而為五十度周身也行陽

一難大會　所謂大會者五藏六府十二經脈一周會于此終而又始也寸口者脈出之門故言大會　通庵

二難大要會者寸陽氣之所發見尺者陰氣之所發見而二氣之所會大關要之地也故曰大會要

行陰。謂行晝行夜。凡經脈之長一十六丈二尺。詳見二十三難。營衛相隨見三十難。

二難曰。脈有尺寸。何謂也。然。尺寸者脈之大要會也。從關至尺是尺內。陰之所治也。從關至魚際是寸內。陽之所治也。寸內。諸本作寸口內。誤矣。今從呂廣注本。

尺陰分。寸陽分。應見於一寸九分。實診脈之要會也。關者掌後高骨之分。却行一寸之所。所謂寸口也。從關至尺澤當一尺。故

曰陰得尺内一寸陽得寸内
九分曰尺内曰寸内則為
一尺一寸明也

謂之尺。尺之内陰所治也。從關至魚際當一寸。故謂之寸。寸之内陽所治也。而一尺内得一寸為尺部。一寸内得九分為寸部

西山蔡氏曰。自肘中横紋至魚際横紋得同身之一尺一寸。自肘中横紋前盡一尺為陰之位。自魚際後一寸為陽之位。太陰動脉。前不及魚際横紋一分。後不及肘中横紋九寸。故古人于寸内取九分。尺内取一寸。寘契陽九陰十自然之數。尺寸之間

通庵按當作分寸為尺分尺為寸如何下文既云故陰得尺內一寸陽得寸內九分者或蓋陰得一尺內之一寸陽得一寸內之九分也分分取也

謂之關。關者陰陽之限也。朱子亦謂經之所以分寸尺者，皆自關而前却，以距于魚際尺澤是也。此越人取寸口前後通一寸九分，以立寸關尺三部耳。讀者能認越人之本旨，勿為衆說所惑焉哉。

故分寸為尺，分尺為寸，故陰得尺內一寸，陽得寸內九分，尺寸終始一寸九分，故曰尺寸也。

分猶別也。寸陽尺陰，關為其界限而居中

相乘　通庵按當作相乖乃執陽獨陰上下乖離之脉不病而死也易曰否之天地不交而萬物不通也上下不交而天下无邦

䷋　否卦

䷊　泰卦

泰天地交而萬物通也上下交而其志同也

以別陰陽是以陰得一尺內之一寸陽得一寸內之九分然則尺寸地位始終取一寸九分以為診脉部位名曰尺寸也

三難曰脉有太過有不及有陰陽相乘有覆有溢有關有格何謂也

關格之說出素問六節藏象論及靈樞終始篇禁服篇皆主氣口人迎以陽經取決於陽明人迎陰經取決於太陰氣口也今越人以關前關後言說見下文博按即一

難謂獨取寸口之法也
然關之前者陽之動也脉當見九分而浮過者法曰太過減者法曰不及遂上魚為溢為外關內格此陰乘之脉也
關前為陽脉所動之位即寸部也脉見九分而浮九陽數浮陽脉是其常也過謂過於本位過於常脉不及謂不及本位不及常脉是皆病脉也遂者直前也遂上魚者言脉遂上出於魚際之外也陰氣內盛而

格拒於陽陽氣外閉而不得營於陰陰遂上而溢謂之外關內格此陰乘陽位之脈也

關以後者陰之動也脈當見一寸而沈過者法曰太過減者法曰不及遂入尺為覆為內關外格此陽乘之脈也

關後為陰脈所動之位即尺部也脈見一寸而沈一寸十分也十陰數沈陰脈是其常也太過不及義同上文皆病脈也遂入

尺者言脉遂陷入於尺澤之分也。陽氣外盛而格拒於陰。陰氣内閉而不得營於陽。陽遂下而覆。謂之内關外格。此陽乘陰位之脉也。博按不言寸而謂關前不言尺而謂關後。此申明關者所謂寸口而為陰陽之要津矣。

故曰覆溢是其眞藏之脉。人不病而死也。

覆如由上而傾下也。溢如由内而出外也。覆溢之脉乃孤陽獨陰上下相離是為眞

藏之脉謂無胃氣以和之人雖不病猶死
也。

四難曰。脉有陰陽之法何謂也。然呼出心與
肺。吸入腎與肝呼吸之間脾受穀味也。其脉
在中。

呼出為陽。吸入為陰。心肺居上為陽腎肝
居下為陰。故呼吸亦應之也。一呼再動。心
肺主之。一吸再動。腎肝主之。呼吸定息。脉
五動。閏以太息乃脾之候也。故曰呼吸之

間脾受穀味也。其脉在中者。在陰陽呼吸之中。土主中宮也。

浮者陽也。沈者陰也。故曰陰陽也。

此承上文而起下文之義。

心肺俱浮。何以別之。然浮而大散者心也。浮而短濇者肺也。腎肝俱沈。何以別之。然牢而長者肝也。按之濡舉指來實者腎也。脾者中州。故其脉在中。是陰陽之法也。

浮為陽。故心肺俱浮。沈為陰。故腎肝俱沈。

而其別如此脾脉在中者亦在陰陽浮沈之中也

脉有一陰一陽一陰二陽一陰三陽有一陽一陰一陽二陰一陽三陰如此之言寸口有六脉俱動耶然此言者非有六脉俱動也謂浮沈長短滑濇也浮者陽也滑者陽也長者陽也沈者陰也短者陰也濇者陰也

上文既説陰陽脉法因問此三陰三陽六脉亦於寸口中俱動耶答意以為是非言

三陰三陽脉俱動。謂浮沈長短滑濇之六脉也。而浮滑長為陽。沈短濇為陰。浮者輕手得之。沈者重手得之。長者通度三指。短者不及前後。滑者往來流利。濇者往來凝滯。此陰陽之別也。

所謂一陰一陽者。謂脉來沈而滑也。一陰二陽者。謂脉來沈滑而長也。一陰三陽者。謂脉來浮滑而長時一沈也。所言一陽一陰者。謂脉來浮而濇也。一陽二陰者。謂脉來長而沈

濇也。一陽三陰者。謂脉來沈濇而短。時一浮

也。各以其經所在。名病逆順也。

脉之陰陽。相兼而見。故有此六等脉。看脉

與病在何經。參四時相應不相應。以名病

之逆順也。

五難曰。脉有輕重何謂也。然。初持脉如三菽

之重。與皮毛相得者肺部也。如六菽之重。與

血脉相得者心部也。如九菽之重。與肌肉相

得者脾部也。如十二菽之重。與筋平者肝部

也。按之至骨舉指來疾者腎部也。故曰輕重也。

肺主皮毛最居上故其脉如三菽之重皮毛而得之。心主血脉在肺下故其脉如六菽之重至血脉而得之。脾主肌肉在心下故其脉如九菽之重至肌肉而得之。肝主筋在脾下故其脉如十二菽之重與筋平而得之。腎主骨在肝下故其脉按之至骨而得之。腎不言菽以類推之當如十五菽之重。愽按。四難因浮沈。而診五藏之氣。此篇以輕重而分其部。蓋並上世持寸口之法。而非三部之診也。越人之意。酌古量今。兩相存爾。學者宜思辨焉。義詳或問。

六難曰。脉有陰盛陽虛。陽盛陰虛。何謂也。然。浮之損小。沈之實大。故曰陰盛陽虛。沈之損小。浮之實大。故曰陽盛陰虛。是陰陽虛實之意也。

浮之者。言輕手取之。沈之者。言重手取之

也。而減小為虛。實大為實。大抵輕手取之陽之分。重手取之陰之分。以察陰陽之盈虧也。博按。三難以關之前後論陰陽之盛衰。此篇以診之輕重別之理。各有存焉。所謂推之可千。推之可萬者也。

七難曰。經言。少陽之至。乍大乍小。乍短乍長。陽明之至。浮大而短。太陽之至。洪大而長。太陰之至。緊大而長。少陰之至。緊細而微。厥陰之至。沈短而敦。此六者。是平脉邪。將病脉邪。

然皆王脉也。其氣以何月各王幾日。然。冬至之後。得甲子少陽王。復得甲子陽明王。復得甲子太陽王。復得甲子太陰王。復得甲子少陰王。復得甲子厥陰王。王各六十日。六六三百六十日。以成一歲。此三陽三陰之王時日大要也。

此篇先述三陽三陰之王脉。次言三陽三陰之王時。當其時則見其脉也。滑氏云。暦家之說。以上古十一月甲子合朔冬至為

曆元。蓋取夫氣朔之分齊也。然天度之運
與日月之行。遲速不一。歲各有差。越人所
謂。冬至之後得甲子。亦以此歟。是故。氣朔
之不齊。節候之早晩不能常也。故丁氏注
謂。冬至之後得甲子。或在小寒之初。或在
大寒之後。少陽之至。始於此。餘經各以次
繼之。紀氏亦謂。自冬至之日。一陽始生。於
冬至之後。得甲子。少陽脉王也。若原其本
始。以十一月甲子合朔冬至。常例推之。則

少陽之王。便當從此日始。至正月中。餘經各以次繼之。少陽之至。陽氣尚微。故其脉乍大乍小。乍短乍長。陽明之至。猶有陰也。故其脉浮大而短。太陽之至。陽盛而極也。故其脉洪大而長。陽盛極則變而之陰矣。故夏至後。為三陰用事之始。而太陰之至。陰氣上微。故其脉緊大而長。少陰之至。陰漸盛也。故其脉緊細而微。厥陰之至。陰盛而極也。故其脉沈短以敦。陰盛極則變而之陽仍三陽用事之始也。此則三陽三陰之王脉。所以經六甲而循四時。率皆從微以至著。自漸而趨於極。各有其序也。袁氏曰。春温而夏暑。秋凉而冬寒。故人六經之脉。亦隨四時陰陽消長迭運而至也。○劉温舒曰。至眞要論云。厥陰之至其脉弦。少陰之至其脉鉤。太陰之至其脉沈。少陽之至大而浮。陽明之至短而濇。太陽之至大而長。亦隨天地之氣卷舒也。如春弦夏洪秋毛冬石之類則五運六氣四時亦皆應之而見於脉尓若平人氣象論太陽脉至洪大而長少陽脉至乍數乍踈乍短乍長陽明脉至浮大而短難經引之以論三陰三陽之脉者以陰陽始生之淺深而言之也　博按内經六氣運還主四時五行故始厥陰風木終太陽寒水此篇主陰陽消長而陽進陰退故陽者始少陽終陽明陰者始太陰終厥陰

八難曰。寸口脈平而死者何謂也。然。諸十二經脈者。皆係於生氣之原。所謂生氣之原者。謂十二經之根本也。謂腎間動氣也。此五藏六府之本。十二經脈之根。呼吸之門。三焦之原。一名守邪之神。故氣者人之根本也。根絶則華葉枯矣。寸口脈平而死者。生氣獨絶於內也。

腎間動氣。人所得於天以生之氣也。腎爲子屬水。萬物所始。乃天一之數。而火木金土之先也。是以人之生也。含原氣於腎間。故曰生氣之原。經命曰神機。五藏六府賴之立焉。十二經脉基之運焉。呼吸出入由之行焉。三焦生化資之施焉。實一身之根本也。原氣勝則邪不能侵。故又名守邪之神。原氣餒則病。原氣絶則死。猶如木根絶而華葉枯矣。故寸口脉平而死者。以腎間生氣獨絶于內也。滑氏曰。此篇與第一難之說。義若相悖。然各有所指也。一難以寸口決死生者，謂寸口為脈之大會，而谷氣之變見也。此篇以原氣言也。人之原氣盛則生，原氣絕則寸口脈雖平猶死也。原氣言其體，谷氣言其用也。

九難曰：何以別知藏府之病耶？然：數者府也，遲者藏也。數則為熱，遲則為寒。諸陽為熱，諸陰為寒。故以別知藏府之病也。

脈一息三至曰遲，不足之脈也。一息六至曰數，太過之脈也。藏為陰，府為陽。脈數者

屬府爲陽爲熱脉遲者屬藏爲陰爲寒不特是也諸陽脉皆爲熱諸陰脉皆爲寒藏府之病由是別之博按是言其大概耳不可拘一于此也

十難曰一脉爲十變者何謂也然五邪剛柔相逢之意也假令心脉急甚者肝邪干心也心脉微急者膽邪干小腸也心脉大甚者心邪自干心也心脉微大者小腸邪自干小腸也心脉緩甚者脾邪干心也心脉微緩者胃

邪于小腸也心脈濇甚者肺邪于心也心脈
微濇者大腸邪于小腸也心脈沈甚者腎邪
于心也心脈微沈者膀胱邪于小腸也五藏
各有剛柔邪故令一脈輙變爲十也
脈急者弦急也大者洪大也五邪者謂虛
邪實邪微邪賊邪正邪見五十難剛爲陽
爲府柔爲陰爲藏剛柔相逢謂藏逢藏府
逢府也五藏五府各互爲邪而以脈之來
甚者屬藏微者屬府故云一脈輙變爲十

也。是特以心藏發其例。餘可類推。

十一難曰。經言脉不滿五十動而一止。一藏無氣者何藏也。然。人吸者隨陰入。呼者因陽出。今吸不能至腎。至肝而還。故知一藏無氣者。腎氣先盡也。

靈樞根結篇曰。人一日一夜五十營。以營五藏之精。不應數者。名曰狂生。所謂五十營者。五藏皆受氣。持其脉口。數其至也。五十動不一代者。五藏皆受氣。四十動一代。

者一藏無氣三十動一代者二藏無氣二十動一代者三藏無氣十動一代者四藏無氣不滿十動一代者五藏無氣予之短期按呼吸出心肺吸入肝腎若五十動不滿而一止者吸氣至肝而還腎無所資氣故知經言一藏無氣者腎氣先盡也而由腎及肝由肝及脾由脾及心由心及肺今止舉一藏無氣者餘可推知也

十二難曰經言五藏脈已絶於內用鍼者反

實其外五藏脉已絶於外用鍼者反實其內
內外之絶何以別之然五藏脉已絶於內者。
腎肝氣已絶於內也。而醫反補其心肺五藏
脉已絶於外者。其心肺脉已絶於外也。而醫
反補其腎肝陽絶補陰陰絶補陽是謂實實
虛虛損不足益有餘。如此死者、醫殺之耳。
靈樞小鍼解篇曰。所謂五藏之氣已絶於
內者脉口氣內絶不至反取其外之病處
與陽經之合。有留鍼以致陽氣陽氣至則

内重竭重竭則死矣其死也無氣以動故靜所謂五藏之氣已絶于外者脉口氣外絶不至反取其四末之輸有留鍼以致其陰氣陰氣至則陽氣反入入則逆逆則死矣其死也陰氣有餘故躁博按靈樞止言脉口内外越人釋之謂脉口氣内絶者肝腎陰分脉氣絶於内也脉口氣外絶者心肺陽分脉氣絶於外也即四五難浮沈輕重診之意也

十三難曰。經言。見其色而不得其脉。反得相勝之脉者即死。得相生之脉者。病即自已。色之與脉。當參相應。爲之柰何。然。五藏有五色。皆見於面。亦當與寸口尺內相應。假令色青。其脉當弦而急。色赤其脉浮大而散。色黃其脉中緩而大。色白其脉浮濇而短。色黑其脉沈濡而滑。此所謂五色之與脉。當參相應也。靈樞邪氣藏府病形篇曰。夫色脉與尺之相應也。如桴鼓影響之相應也。又曰。色脉形肉不得相失也。故知一則為工。知二則為神。知三則神且明矣。色青者其脈弦。赤者其脈鉤。黃者其脈代。白者其脈毛。黑者其脈石。見其色而不得其脈。反得其相勝之脈則死矣。得其相生之脈則病已矣。今越人舉五藏之應脈以論之。蓋取易識其誨人之意切也。

脈數。尺之皮膚亦數。脈急。尺之皮膚亦急。脈緩。尺之皮膚亦緩。脈濇。尺之皮膚亦濇。脈滑。

尺之皮膚亦滑
病形篇黃帝曰色脉已定別之柰何岐伯
曰調其脉之緩急小大滑濇而病變定矣
黃帝曰調之柰何岐伯荅曰脉急者尺之
皮膚亦急脉緩者尺之皮膚亦緩脉小者
尺之皮膚亦減而少氣脉大者尺之皮膚
亦賁而起脉滑者尺之皮膚亦滑脉濇者
尺之皮膚亦濇凡此變者有微有甚故善
調尺者不待於寸善調脉者不待於色能

參合而行之者可以爲上工上工十全九行二者爲中工中工十全七行一者爲下工下工十全六博按脉者即寸口也尺者謂臂内也篇内所謂寸口尺内並非三部之尺寸觀者勿混

五藏各有聲色臭味當與寸口尺内相應其不相應者病也假令色青其脉浮濇而短若大而緩爲相勝浮大而散若小而滑爲相生也

滑氏曰若之爲言或也舉色青爲例以明相勝相生也青者肝之色浮濇而短肺脈也爲金尅木大而緩脾脈也爲木尅土此相勝也浮大而散心脈也爲木生火小而滑腎脈也爲水生木此相生也此所謂得相勝之脈即死得相生之脈病即自已也

博按但言色脈相參不言聲臭味者亦可類推也聲色臭味詳見于三十四難

經言知一爲下工知二爲中工知三爲上工

上工者十全九。中工者十全八。下工者十全六。此之謂也。

說見前。三謂色脈與尺三者也。

十四難曰。脈有損至。何謂也。然。至之脈。一呼再至曰平。三至曰離經。四至曰奪精。五至曰死。六至曰命絕。此至之脈也。何謂損。一呼一至曰離經。再呼一至曰奪精。三呼一至曰死。四呼一至曰命絕。此損之脈也。至脈從下上。損脈從上下也。

滑氏曰平人之脉一呼再至一吸再至呼吸定息脉四至加之則為太過名曰至脉減之則為不及名曰損脉離經者離其經常之度也奪精者精氣衰奪也至脉從下而逆上由腎而之肺也損脉從上而行下由肺而之腎也

損脉之為病奈何然一損損於皮毛皮聚而毛落二損損於血脉血脉虛少不能榮於五藏六府三損損於肌肉肌肉消瘦飲食不能

爲肌膚。四損損於筋。筋緩不能自收持。五損
損於骨。骨痿不能起於床。反此者至於收病
也。從上下者。骨痿不能起於床者死。從下上
者。皮聚而毛落者死。

至於收病也。當作至脈之病也。於收二字
誤。肺主皮毛。心主血脈。脾主肌肉。肝主筋。
腎主骨。各以所主而見其所損也。反此者
至脈之病也者。損脈從上下。至脈則從下
上也。

治損之法奈何。然。損其肺者益其氣。損其心者調其營衛。損其脾者調其飲食適其寒溫。損其肝者緩其中。損其腎者益其精。此治損之法也。

肺主氣心主血脉。腎主精。各以其所損而調治之。營衛者血脉之所資也。脾主受穀味。故損其脾者調其飲食。令莫饑飽。適其寒溫。如春夏食凉食冷秋冬食溫食熱。及衣服起居。各當其時是也。肝主怒怒能傷肝故損其肝者緩其中博按中者謂情志也。禮所謂虛中。孟子所謂熱中是也。言和緩其中腸以勿怒也。或曰。盍言其治法曰。經云。肝苦急。急食甘以緩之。是其治法。亦不外緩而自非緩其志。服餌復何益之有矣。損其脾者調其飲食適其寒溫。亦此意也

脉有一呼再至。一吸再至。有一呼三至。一吸三至。有一呼四至。一吸四至。有一呼五至。一

吸五至有一呼六至一吸六至有一呼一至一吸一至有再呼一至再吸一至有呼吸再至脉來如此何以別知其病也

此再舉損至之脉為問答也蓋前之損至以五藏自病得之於內者而言此則以經絡血氣為邪所中之微甚自外得之者而言也　博按諸家並謂呼吸再至即一呼一至一吸一至之謂疑衍文也愚意呼吸再至者言呼吸再而一至也猶如今人以重

一錢五分。謂錢半。蓋省文也。上文損脈有三呼一至。四呼一至。此謂呼吸再至者。即四呼一至也。而有含三呼一至之意。乃下筆妙處。恐非衍文。下同。

然脈來一呼再至。一吸再至。不大不小曰平。一呼三至。一吸三至。爲適得病。前大後小。即頭痛目眩。前小後大。即胸滿短氣。

一息四至。不大不小。爲平脈。一息六至。爲適得病未甚也。適初也。前者言寸口之前。

三部之寸也後者言寸口之後三部之尺也四明張氏曰前大後小乃升而不降前小後大乃降而不升故爲病如此

一呼四至一吸四至病欲甚脉洪大者苦煩滿沈細者腹中痛滑者傷熱濇者中霧露一息八至病漸進脉洪大者陽甚之脉病在高故苦煩滿沈細者陰甚之脉病在下故腹中痛滑者傷熱者陽氣有餘也濇者中霧露者寒傷榮血也

一呼五至一吸五至其人當困沈細夜加浮大晝加不大不小雖困可治其有小大者爲難治

一息十至其人困矣沈細陰脉之極主夜加劇浮大陽脉之極主晝加劇脉不浮大沈小者雖困猶可治若偏有小大者死也

一呼六至一吸六至爲死脉也沈細夜死浮大晝死

一息十二至至脉之極沈細陰脉故夜死

浮大陽脉故晝死陰陽之分也
一呼一至一吸一至名曰損人雖能行猶當
著床所以然者血氣皆不足故也
此已下謂損脉也一息二至曰損以血氣
不足也其人雖能行步終當著病床矣
再呼一至再吸一至呼吸再至名曰無魂無
魂者當死也人雖能行名曰行屍
一息一至至二息一至陽敗絶之脉也故
曰無魂人雖能行但魄獨動而已所以謂

之行尸也。呼吸再至。即二息一至也。說見上。

上部有脉。下部無脉。其人當吐。不吐者死。上部無脉。下部有脉。雖困無能爲害。所以然者。譬如人之有尺。樹之有根。枝葉雖枯槁。根本將自生。脉有根本。人有元氣。故知不死。

譬如二字。當在人之有尺下。○上部有脉。下部無脉。是邪實在上。即當發吐。不吐者。爲上無邪。而下氣竭。故云當死。上部無脉。

下部有脉。其人雖困。是元氣尚在。可望治矣。下部有脉。譬如樹之有根。故知不死也。

十五難曰。經言。春脉弦。夏脉鈎。秋脉毛。冬脉石。是王脉耶。將病脉也。然。弦鈎毛石者四時之脉也。春脉弦者。肝東方木也。萬物始生。未有枝葉。故其脉之來濡弱而長。故曰弦。夏脉鈎者。心南方火也。萬物之所茂。垂枝布葉皆下曲如鈎。故其脉之來疾去遲。故曰鈎。秋脉毛者。肺西方金也。萬物之所終。草木華葉皆

秋而落。其枝獨在。若毫毛也。故其脉之來輕
虛以浮。故曰毛。冬脉石者。腎北方水也。萬物
之所藏也。盛冬之時。水凝如石。故其脉之來
沈濡而滑。故曰石。此四時之脉也。
此內經平人氣象。玉機眞藏論。參錯其文
而爲篇。劉氏開曰。來者自骨肉之分。而出
於皮膚之際。氣之升而上也。去者自皮膚
之際。而還於骨肉之分也。氣之降而下也。
此章言四時之常脉之平也。

如有變奈何。

反常之謂變。

然。春脉弦。反者爲病。何謂反。然。其氣來實強。是謂太過。病在外。氣來虛微。是謂不及。病在內。氣來厭厭聶聶。如循楡葉。曰平。益實而滑如循長竿。曰病。急而勁益強。如新張弓弦。曰死。春脉微弦。曰平。弦多胃氣少。曰病。但弦無胃氣。曰死。春以胃氣爲本。

循撫也。按也。厭厭聶聶。順從貌。厭厭聶聶

如循楡葉弦而和也。如循長竿弦多也。如
新張弓弦但弦也。
夏脈鈎反者為病。何謂反。然其氣來實強。是
謂太過。病在外。氣來虛微。是謂不及。病在内。
其脈來累累如環。如循琅玕曰平。來而益數
如雞舉足者曰病。前曲後居。如操帶鈎曰死。
夏脈微鈎曰平。鈎多胃氣少曰病。但鈎無胃
氣曰死。夏以胃氣為本。
累累如環。如循琅玕鈎而和也。如雞舉足。

鉤多和少也。前曲後居者。寸口之前鉤曲

而堅大。寸口之後勁直而不動。正如操執

華帶之鉤。是但鉤也。

秋脉毛。反者爲病。何謂反。然。其氣來實強。是

謂太過。病在外。氣來虛微。是謂不及。病在內。

其脉來藹藹如車蓋。按之益大曰平。不上不

下。如循雞羽曰病。按之蕭索。如風吹毛曰死。

秋脉微毛曰平。毛多胃氣少曰病。但毛無胃

氣曰死。秋以胃氣爲本。

藹藹如車蓋者。輕浮也。而按之益大。毛而
和也。不上不下。如循雞羽。循循然毛多也。
按之蕭索。如風吹毛。飄飄然但毛也。
冬脉石。反者爲病。何謂反。然。其氣來實強。是
謂太過。病在外。氣來虛微。是謂不及。病在内。
脉來上大下兌。濡滑如雀之喙曰平。啄啄連
屬。其中微曲曰病。來如解索。去如彈石曰死。
冬脉微石曰平。石多胃氣少曰病。但石無胃
氣。曰死。冬以胃氣爲本。

上大下鋭濡滑如雀之喙。謂來大去鋭如猶雀之喙。石而和也。喙喙連屬其中微曲石多也。來如解索之遲緩。去如彈石之急疾者。但石也。大凡四時之脈以胃氣為本。故有胃氣則生。胃氣少則病。無胃氣則死矣。於弦鈎毛石中有和緩之體為胃氣也。

此篇與內經互有異同。

胃者水穀之海。主稟四時。皆以胃氣為本。是謂四時之變病死生之要會也。

脉者營氣之發而穀氣之化也胃屬土爲水谷之海水火金木資以生養故云主禀四時四時皆所以胃氣爲本也

脾者中州也其平和不可得見衰乃見耳來如雀之啄如水之下漏是脾衰見也

脾居四藏之中寄王於四季不得獨主時故其平和之脉不可得見脾衰乃見雀啄屋漏之脉也雀啄者脉至堅鋭而斷續不定如雀啄食也屋漏者脉至緩散既絶復

動如屋之下漏然

十六難曰脈有三部九候有陰陽有輕重有六十首一脈變爲四時離聖久遠各自是其法何以別之

三部九候見十八難陰陽見四難輕重見五難一脈變爲四時即十五難四時之脈也六十首古經篇名今失其傳博按言五者各是一診法以其去聖世久遠因各自診法難得病原洞然今何以分別之蓋欲

得易曉之法也。

然。是其病有內外證。

博按、荅意蓋謂因各自診法而知其病矣。且其病必有內外證候而應之。當參驗以明知無疑也。是者語辭。

其病爲之柰何。

問其病之狀。

然。假令得肝脉。其外證善潔。面青。善怒。其內證。臍左有動氣。按之牢若痛。其病四肢滿閉淋溲。便難。轉筋。有是者肝也。無是者非也。若而通用。牢若痛者。言牢堅而疼痛也。滑氏曰。得肝脉。診得弦脉也。肝與膽合。爲清淨之府。故善潔。肝爲將軍之官。故善怒。善猶喜好也。面青肝之色也。此外證之色脉情好也。臍左肝之部也。按之牢若痛者謂其動氣按之堅牢而不移或痛也。馮氏曰。肝氣膹鬱。則四肢滿閉。傳曰。風淫末疾是也。厥陰脉循陰器。肝病。故溲便難轉筋者肝主筋也。此内證之部屬。及所主病也。博按。肝脉非止弦。以陰陽則牢而長也。以輕重則與筋平者也。以四時則弦也。乃應上文各自診法也。下倣此。

假令得心脉。其外證面赤口乾喜笑。其内證齊上有動氣。按之牢若痛。其病煩心心痛掌中熱而啘。有是者心也。無是者非也。

滑氏曰。掌中手心主脉所過之處。蓋眞心不受邪。受邪者手心主爾。啘乾嘔也。心病

則火盛故。經曰。諸逆衝上、皆屬於火。諸逆
嘔吐酸、皆屬於熱。
假令得脾脉。其外證面黃、善噫、善思、善味。其
內證當臍有動氣。按之牢若痛。其病腹脹滿、
食不消。體重節痛。怠墮嗜臥。四支不收。有是
者脾也。無是者非也。
面黃者、脾之色也。脾病則水谷不化。故善噫
噫者飽食之氣也。脾在志爲思。脾主五味。
脾氣不足、而食無味。故好思有味物也。腹

脹滿。食不消。脾氣之虛也。體重節痛。怠墮嗜臥者。脾濕有餘。敦阜爲邪也。脾主四肢。故四肢不收。

假令得肺脈。其外證。面白。善嚔。悲愁不樂。欲哭。其內證。齊右有動氣。按之牢若痛。其病喘欬。洒淅寒熱。有是者肺也。無是者非也。

肺屬西方。於色爲白。鼻爲肺之竅。故肺病善嚔。其志悲。其聲哭。故悲愁欲哭。肺主氣。故其病喘息咳嗽作矣。洒淅寒熱。肺主皮毛也。

假令得腎脈。其外證面黑善恐欠。其內證齊下有動氣。按之牢若痛。其病逆氣小腹急痛。泄如下重。足脛寒而逆。有是者腎也。無是者非也。

腎氣不足則爲恐。陰陽相引則爲欠。其脈起足心。循內踝。入小腹。故逆氣小腹急痛。泄如下迫後重。名曰大瘕泄。是腎之泄也。陰氣不足。故足脛寒而逆矣。

十七難曰。經言病或有死。或有不治自愈。或

連年月不已其死生存亡可切脈而知之耶
然可盡知也

博按意似病之輕重與診之逆從耳推之則所問者可盡知也蓋病輕而從則可不治而自愈逆則應連年月不已如病重而從則可治而愈逆則死矣今舉其逆者示之餘可類知也是越人所引而未發也學者當潛心焉

診病若閉目不欲見人者脈當得肝脈強急

而長而反得肺脈浮短而濇者死也
　肝病見肺脈金尅木也
病若開目而渴心下牢者脈當得緊實而數
反得沈濡而微者死也
　病實而脈虛也
病若吐血復鼽衄血者脈當沈細而反浮大
而牢者死也
　脫血脈實相反也
病若譫言妄語身當有熱脈當洪大而反手

足厥逆。脉沈細而微者死也。

　陽病病見陰脉相反也

病若大腹而洩者脉當微細而濇反緊大而

滑者死也。

　洩而脉大相反也。大腹腹脹也。

十八難曰。脉有三部部有四經手有太陰陽

明。足有太陽少陰。為上下部。何謂也。

脉有寸關尺之三部。分上中下也。每部左

右。兩兩相比則各有四經以診十二經脉

矣。而手太陰陽明為上部。足太陽少陰為下部。其意何也。蓋以問起三部配位之妙也。

然。手太陰陽明金也。足少陰太陽水也。金生水。水流下行而不能上。故在下部也。足厥陰少陽木也。生手太陽少陰火。火炎上行而不能下。故為上部。手心主少陽火。生足太陰陽明土。土主中宮。故在中部也。此皆五行子母更相生養者也。

手太陰肺手陽明大腸二經屬金位右寸金能生水故下生足少陰腎足太陽膀胱二經之水以水性下流故爲下部居左尺水又生足厥陰肝足少陽膽二經之木木生手少陰心手太陽小腸二經之君火火炎上行故爲上部居左寸手厥陰心主手少陽三焦二經之火以臣相居右尺爲火之閏位火生足太陰脾足陽明胃二經之土土以主中宮故在中部土復生手太陰

陽明金此五行子母。更相生養者也。博按
首言肺金者。蓋以肺朝百脈。寸口者手太
陰之動脈。而三部統屬寸口也。今越人推
五行相生之理。立三部而寄十二經脈。實
軒岐之所未發也。即一難所謂獨取寸口
者。蓋以此也。爾。呉氏謂素問諸經之部候
即儒者求道於散殊。難經寸口之部候。即
儒者本之於一貫也。善哉。博又按近世注
素問者。以其脈要精微論。尺內一章。不可

通解欲強合越人三部四經之說以寸之一部則曰右寸配肺與胷中左寸診心與膻中也若其肺與大腸經自爲表裏心與小腸經亦爲一合經訓炳然故越人以爲四經而配左右寸部未聞胷中膻中爲何經脉或辟曰膻中指心主也夫心主者既與三焦爲表裏屬相火位右尺以生中宮之土未聞十二經中心與心主爲表裏一合其他如分一部之前後枉以爲內外候

一脈之半片爲有兩傍種種矯飾不一家家攖論莫輟實堪爲之大息焉高明君子誠勿蹈其弊哉

脈有三部九候各何主之然三部者寸關尺也九候者浮中沈也

三部寸關尺也爲上中下部而每部各有浮中沈三診三三見九是爲九候浮爲陽沈爲陰中者陰陽相半也博按素問三部九候論分人身作三停爲上中下三部每

部。又分天地人三候。故爲九候。九處以候
之。今越人以寸關尺爲三部。分浮中沈兼
九候。亦約之寸口耳。又按診家浮以候府
陽也。沈以候藏陰也。中以候胃氣。其用如
此。然則九候乃十二經脈之診法也。
上部法天。主胸以上至頭之有疾也。中部法
人。主鬲以下至齊之有疾也。下部法地。主齊
以下至足之有疾也。審而刺之者也。
寸爲上部法天。關爲中部法人。尺爲下部

法地。一身三停。宜詳審其病之所在。而鍼刺之也。

人病有沈滯久積聚。可切脉而知之耶。

　博按。上文謂分三部而知其病所因。問如積聚之病。亦可切脉而知其所在耶。

然。診在右脇有積氣。得肺脉結。脉結甚則積甚。結微則氣微。

滑氏曰。結為積聚之脉。肺脉見結。知右脇有積氣。右脇肺部也。積氣有微甚。脉從而應之。

診不得肺脈而右脇有積氣者何也。然。肺脈雖不見右手脈當沈伏。

沈伏主裏。沈伏而結者。內有積聚之脈也。其外痼疾同法耶。將異也。然。結者脈來去時一止無常數。名曰結也。伏者脈行筋下也。浮者脈在肉上行也。左右表裏法皆如此。

結為積聚。伏主裏。浮主表。外之痼疾在表。故脈當浮結。內之積聚在裏。脈當伏結。是

內外所以異也。病在左則脈結於左。病在
右則脈結於右。故曰法皆如此。外之痼疾謂
癭瘤結毒之類。亦氣血凝滯所為也。
假令脈結伏者。內無積聚。脈浮結者。外無痼
疾。有積聚脈不結伏。有痼疾脈不浮結。為脈
不應病。病不應脈。是為死病也。
有是脈無是病。有是病無是脈。脈病不相
應。故為死病也。
十九難曰。經言脈有逆順。男女有恒。而反者

何謂也。然男子生於寅。寅爲木陽也。女子生
於申。申爲金陰也。故男脉在關上。女脉在關
下。是以男子尺脉恒弱。女子尺脉恒盛。是其
常也。反者男得女脉。女得男脉也。
恒常也。脉有逆順。以男女有陰陽之別也。
而合常者爲順。反常者爲逆。紀氏曰。生物
之初。其本原皆始於子。子者萬物之所以
始也。自子推之。男左旋三十而至於巳。女
右旋二十而至巳。是男女婚嫁之數也。自

巳而懷娠男左旋十月而生寅。寅爲木陽也。女右旋十月而生申。申爲金陰也。博按春爲陽屬木而始於寅。秋爲陰屬金始於申。是陰陽之用也。故邵子曰。坎離陰陽之限也。故離當寅。坎當申。男子生於寅。女子生於申。理或由此也。關上爲陽之動。故男脉在關上。關下爲陰之動。故女脉在關下。是以男子寸脉恒盛。尺脉恒弱。女子寸脉恒弱。尺脉恒盛。是男女之常也。異常是之謂反。

其為病何如。然。男得女脉為不足。病在内。左得之病在左。右得之病在右。隨脉言之也。女得男脉為太過。病在四肢。左得之病在左。右得之病在右。隨脉言之。此之謂也。

鰲峯熊氏曰。男子以陽用事。今陽脉不見於寸而寸反得女子陰弱之脉。是為不足。陰主内。故病在内。女子以陰用事。寸脉常弱。今反得男子陽盛之脉。是為太過。陽主外。故病在四肢。隨脈左右所見而言之。

二十難曰。經言。脈有伏匿。伏匿於何藏而言伏匿邪。然。謂陰陽更相乘。更相伏也。

匿藏也。乘者出於其上也。伏者隱於其中也。

脈居陰部而反陽脈見者。為陽乘陰也。脈雖時沈濇而短。此謂陽中伏陰也。脈居陽部而反陰脈見者。為陰乘陽也。脈雖時浮滑而長。此謂陰中伏陽也。

脉居陰部當見陰脉也而反見浮滑而長是謂陽脉乘陰部也雖時復見沈濇而短此為陽脉中伏陰脉矣脉居陽部當見陽脉也而反見沈濇而短是謂陰脉乘陽部也雖時復見浮滑而長此為陰脉中伏陽脉矣陰部關後陽部關前也宜與三難參看焉

重陽者狂重陰者癲脱陽者見鬼脱陰者目盲

四明張氏曰。重陽者。三部皆陽。重陰者。三部皆陰。博按。重者邪之盛也。脱者正之絶也。重陽重陰者。陰陽偏勝。為癲狂之病。脱陽者。陽部脉脱。脱陰者。陰部脉脱。陽脱陰。陰陽敗絶。其證既至如此。不死而何待也。

二十一難曰。經言人形病脉不病曰生。脉病形不病曰死。何謂也。然。人形病脉不病。非有不病者也。謂息數不應脉數也。此大法。

傳

按素問方盛衰論曰形氣有餘脉氣不足死脉氣有餘形氣不足生越人之意蓋謂形體病而無有脉不病之理或遲或數醫人之息數不應病人之脉數故以為脉不病也是以持脉者宜能調氣息靜精神以診之經謂常以不病調病人醫不病故為病人平息以調之為法是也其形脉並病者順而易治故曰生雖形氣不病其脉既病者逆而難治仲景所謂行尸也故曰

死。

二十二難曰。經言。脉有是動。有所生病。一脉變爲二病者。何也。然。經言是動者氣也。所生病者血也。邪在氣。氣爲是動。邪在血。血爲所生病。氣主呴之。血主濡之。氣留而不行者。爲氣先病也。血壅而不濡者。爲血後病也。故先爲是動。後所生也

十二經脉。有是動之病。所生之病。是一經脉輙爲二病也。邪在氣分。則氣變動爲病

曰是動邪在血分。則血壅而不濡生病曰
所生病。呴ハ煦噓也。濡ハ潤澤也。氣ハ主呴之。血ハ
主濡之者。言氣血滋養人身之功用也。愽
按靈樞經意。是動者表也。謂病在經而動
也。所生病者裏也。謂病自內而生也。故凡
所生病。在藏則言其藏所生病。在府則言
氣血脉筋骨津液。是非裏而何也。蓋此篇
爲氣先病者。表先病也。爲血後病者。傳裏
也。但可以表裏言。不應以氣血別。豈以衛

氣在外。榮血在內。爲之先後耶。

二十三難曰。手足三陰三陽。脈之度數。可曉以不。然。手三陽之脈。從手至頭。長五尺。五六合三丈。手三陰之脈。從手至胸中。長三尺五寸。三六一丈八尺。五六三尺。合二丈一尺。足三陽之脈。從足至頭。長八尺。六八四丈八尺。足三陰之脈。從足至胸。長六尺五寸。六六三丈六尺。五六三尺。合三丈九尺。人兩足蹻脈。從足至目。長七尺五寸。二七一丈四尺。二五一尺。合一丈五尺。督脉任脉各長四尺五寸。二四八尺。二五一尺。合九尺。凡脉長一十六丈二尺。此所謂十二經脉長短之數也。

此靈樞脉度篇全文。但三陰三陽。靈樞皆作六陰六陽。蓋合左右而言也。人兩足蹻脉。有男女之異。脉度篇黄帝曰。蹻脉有陰陽。何脉當其數。岐伯曰。男子數其陽。女子數其陰。當數者爲經。不當數者爲絡也。由此則男子以陽蹻數之。女子以陰蹻數之故言兩足蹻脉而不言陰陽也。
經脉十二。絡脉十五。何始何窮也。然。經脉者
行血氣。通陰陽。以榮於身者也。其始從中焦。
注手太陰陽明。陽明注足陽明太陰。太陰注
手少陰太陽。太陽注足太陽少陰。少陰注手
心主少陽。少陽注足少陽厥陰。厥陰復還注
手太陰別絡十五。皆因其原。如環無端。轉相
灌溉朝於寸口人迎。以處百病而決死生也。
滑氏曰。因者隨也。原者始也。朝猶朝會之

朝。以用也。因上文經脉之尺度而推言經絡之行度也。直行者謂之經。旁出者謂之絡。十二經有十二絡。兼陽絡陰絡脾之大絡。爲十五絡也。謝氏曰。始從中焦者。蓋謂飲食入口藏于胃。其精微之化。注手太陰陽明。以次相傳。至足厥陰。厥陰復還注手太陰也。絡脉十五。皆隨十二經脉之所始轉相灌溉。如環之無端。朝于寸口人迎。以之處。百病。而決死生也。寸口人迎。古法以俠喉兩旁動脈爲人迎。至晉王叔和直以左手關前一分爲人迎。右手關前一分爲氣口。後世宗之。愚謂昔人所以取人迎氣口者。蓋人迎爲足陽明胃經。受谷氣而養五藏者也。氣口爲手太陰肺經。朝百脈而平權衡者也。

經云。明知終始。陰陽定矣。何謂也。然。終始者脈之紀也。寸口人迎。陰陽之氣。通於朝使。如環無端。故曰始也。終者三陰三陽之脈絶。絶

則死死各有形故曰終也

謝氏曰靈樞經第九終始篇曰凡刺之道畢于終始明知終始五藏爲紀陰陽定矣又曰不病者脉口人迎應四時也少氣者脉口人迎俱少而不稱尺寸也此一節因上文寸口人迎處百病決死生而推言之謂欲曉知終始於陰陽爲能定之蓋以陽經取決於人迎陰經取決於氣口也朝使者朝謂氣血如水潮應時而灌溉使謂陰陽

相爲用也。始如生物之始。終如生物之窮。
欲知生死。脉以候陰陽之氣。通於朝使
如環無端則不病。一或不相朝使則病矣。
況三陰三陽之脉絶乎。絶必死矣。其死之
形狀具如下篇。尤宜參看。

二十四難曰。手足三陰三陽氣已絶。何以爲
候。可知其吉凶不。然足少陰氣絶即骨枯。少
陰者冬脉也。伏行而温於骨髓。故骨髓不温
即肉不著骨。骨肉不相親。即肉濡而却。肉濡

而却故齒長而枯髮無潤澤無潤澤者骨先死戊日篤己日死

滑氏曰此下六節與靈樞第十經脉篇文皆大同小異濡讀爲軟腎其華在髮其充在骨腎絶則不能充於骨榮於髮肉濡而却謂骨肉不相著而肉濡縮也戊己土也土勝水故以其所勝之日篤而死矣

足太陰氣絶則脉不營其口唇口唇者肌肉之本也脉不營則肌肉不滑澤肌肉不滑澤

則肉滿肉滿則唇反唇反則肉先死甲日篤乙日死。

脾其華在唇其充在肌脾絶則脾脉不營肌肉故不澤不澤則肉緊急膹滿唇向外而反矣。

足厥陰氣絶即筋縮引卵與舌巻厥陰者肝脉也肝者筋之合也筋者聚於陰器而絡於舌本故脉不營則筋縮急筋縮急即引卵與舌故舌巻卵縮此筋先死庚日篤辛日死

滑氏曰。肝者筋之合。其華在爪。其充在筋。筋者聚於陰器。而絡於舌本。肝絶則筋縮引卵與舌也。王充論衡云。甲乙病者。生死之期。常在庚申。

手太陰氣絶。即皮毛焦。太陰者肺也。行氣温於皮毛者也。氣弗營則皮毛焦。皮毛焦則津液去。津液去即皮節傷。皮節傷則皮枯毛折。毛折者則毛先死。丙日篤。丁日死。

肺者氣之本。其華在毛。其充在皮。肺絶則

皮毛焦而津液去皮節傷皮枯毛折矣。手少陰氣絶則脉不通脉不通則血不流血不流則色澤去故面色黒如黧此血先死壬日篤癸日死。

心之合脉也。其華在面其充在血脉心絶則脉不通血不流色澤去故面色焦黒如黧也。

三陰氣俱絶者則目眩轉目瞑目瞑者爲失志。失志者則志先死死即目瞑也。

三陰通手足經而言也。靈樞作五陰。蓋以手厥陰與手少陰同心經也。五藏之精華上而注目。今五藏之陰氣俱絕。故目眩轉而至目瞑。此為五志皆失去矣。失志者則志先死也。即目瞑不知人而死。所謂脫陰者目盲是也。

六陽氣俱絕者則陰與陽相離。陰陽相離則腠理泄絕汗乃出。大如貫珠轉出不流。即氣先死。旦占夕死。夕占旦死。

六陽者。手足三陽也。六府陽氣俱絶。則與五藏陰氣相離。陰失其守。故腠理發泄汗乃出。大如貫珠而不流。爲氣先死。其死在且夕之間矣

二十五難曰。有十二經。五藏六府十一耳。其一經者。何等經也。然。一經者。手少陰與心主別脉也。心主與三焦爲表裏。俱有名而無形。故言經有十二也。

人之經脉。有十二焉。配五藏六府則十一

經耳。其一經者。以手少陰心經。與手厥陰心主。各別爲一脉也。而心主與手少陽三焦。有表裏之合。俱有名而無形。以此一經幷五藏六府。共十二經也。

二十六難曰。經有十二。絡有十五。餘三絡者是何等絡也。然。有陽絡。有陰絡。有脾之大絡。陽絡者陽蹻之絡也。陰絡者陰蹻之絡也。故絡有十五焉。

十二經。每經有絡。十二經有十二絡。今云

絡有十五者。陽蹻之絡。陰蹻之絡。及脾之大絡也。陽蹻之絡。即足太陽膀胱經申脉穴。陰蹻之絡。即足少陰腎經照海穴。脾之大絡。即大包穴也。靈樞以督之長強。任之屏翳。爲十五絡。與此不同。

二十七難曰。脉有奇經八脉者。不拘於十二經。何也。然。有陽維。有陰維。有陽蹻。有陰蹻。有衝。有督。有任。有帶之脉。凡此八脉者。皆不拘於經。故曰奇經八脉也。

脉有奇常。十二經者常脉也。陽維。陰維。陽蹻。陰蹻。衝督任帶之八脉則不拘於十二經。故曰奇經。

經有十二。絡有十五。凡二十七氣。相隨上下。何獨不拘於經也。然。聖人圖設溝渠。通利水道以備不然。天雨降下。溝渠溢滿。當此之時霶霈妄作。聖人不能復圖也。此絡脉滿溢。諸經不能復拘也。

脉氣之行。有經有絡。相隨上下。而八脉何

不拘經也。答意蓋謂脉之有絡譬河之有溝渠。若絡脉滿溢則入奇經不用流故十二經不能復拘也。

二十八難曰。其奇經八脉者。既不拘於十二經。皆何起何繼也。

此篇承前篇問其詳也。言奇經八脉。既非十二經所拘則其脉從何起其次從何繼也。

然。督脉者。起於下極之俞。並於脊裏上至風府入屬於腦。

督者都也。所以都綱手陽脈也。下極之俞。即兩陰間。深處。督脈之所始也。並於脊裏上至風府。入腦上巓。循額至鼻柱人中而終焉。

任脈者。起於中極之下。以上毛際。循腹裏上關元。至喉咽。

任者妊也。爲人生養之本。中極之下。即胞宮之所。由會陰以上毛際。循腹裏上關元至喉嚨而終焉。
衝脉者。起於氣衝並足陽明之經。夾臍上行至胸中而散也。
衝脉為十二經脉之海也。起氣衝並足陽明少陰二經之間。夾臍至胸中而散也。
帶脉者。起於季脇迴身一周。
帶脉起季脇下一寸八分。迴身一周。猶束帶然。
陽蹻脉者。起于跟中。循外踝上行入風池。

陽蹻起於跟中循外踝下太陽申脉穴上行入少陽風池穴

陰蹻脉者亦起於跟中循内踝上行至咽喉交貫衝脉

陰蹻亦起於跟中循内踝下少陰照海穴上行而至咽喉與衝脉交於胸中

陽維陰維者維絡于身溢畜不能環流灌溉諸經者也

王氷鑑曰陽維者維絡諸陽經陰維者維

絡諸陰經爲上下左右。一身陰陽經之綱維也。而其脉溢滿畜聚無周流一定通路。不比他經能環流灌溉諸經也。

故陽維起於諸陽會也。陰維起於諸陰交也。陽維起於諸陽之會。其脉發於足太陽金門穴會足少陽於陽交穴。爲陽維之郄。陰維起於諸陰之交。其脉發於足少陰築賓穴爲陰維之郄。

比于聖人圖設溝渠。溝渠滿溢。流于深湖。故聖人不能拘通也。而人脈隆盛。入於八脈。而不環周。故十二經亦不能拘之。其受邪氣畜則腫熱砭射之也。

凡此八脈。不拘於十二經。猶溝渠滿溢。流于深湖也。絡脈滿溢。入于八脈。而不灌溉周流。故十二經亦不能拘通也。八脈不能環周。故受邪氣。畜則腫熱。宜砭針刺之去其邪也。

二十九難曰。奇經之爲病何如。然。陽維維于陽陰維維于陰陰陽不能自相維則悵然失志。溶溶不能自收持。陽維爲病苦寒熱。陰維爲病苦心痛。陰蹻爲病陽緩而陰急。陽蹻爲病陰緩而陽急。衝之爲病逆氣而裏急。督之爲病脊強而厥。任之爲病其內苦結。男子爲七疝。女子爲瘕聚。帶之爲病腹滿腰溶溶若坐水中。此奇經八脉之爲病也。

悵然失志負。溶溶緩慢負。陽維維持諸陽之脉。陰維維持諸陰之脉。二脉既受病則

陰陽不能相維持。悵然如有所失。遍體溶
溶無力。不能自收持其身矣。陽維爲表。主
衛氣。陽維受病則氣不衛於外。故苦寒熱。
陰維爲裏。主營血。陰維受病則血不營於
内。故苦心痛。邪在陰蹻則陰蹻脉急。邪在
陽蹻則陽蹻脉急矣。緩對急而言也。衝脉
起於氣衝。至胸中而散。故其爲病逆氣腹
中急痛。督脉行脊。故脊強而厥逆也。任脉
行腹。故腹内結聚而不散。男爲七疝之疾

女生八瘕之形帶脈回身一周。故其病少腹満。腰覺無力。若坐水中矣。滑氏曰。自二十七難至此。義寔相因。最宜通玩。

盧經裒腋卷之上終

盧經裒腋卷之下

常陽　水戶府醫官　元菴加藤宗博著

男　東春挍

三十難曰。榮氣之行。常與衛氣相隨不。然。經言。人受氣於穀。穀入於胃。乃傳與五藏六府。五藏六府皆受於氣。其清者為榮。濁者為衛。榮行脉中。衛行脉外。營周不息。五十而復大會。陰陽相貫。如環之無端。故知榮衛相隨也。

博按。水穀之氣化為榮衛。而榮氣通行經

絡周於一身。衛氣似無所與焉。故有此問。經靈樞營衛生會篇。言人受榮衛之氣於穀。穀入于胃。其氣傳五藏六府。其穀氣之精專。化爲血液。溉於經隧者爲榮。故曰清者爲榮。又曰榮行脉中。其氣之慓悍。渾濁如煙霧。而不循經者爲衛。故曰濁者爲衛。又曰衛行脉外。榮既行脉中。衛亦行脉外。與榮俱日夜五十周身。而明日平旦。榮衛復大會于手太陰矣。榮爲陰。衛爲陽。陰陽之氣。外内相貫。其行如環之無端。終而復始。故知榮衛之相隨。周行於一身也。衛氣篇亦曰。其浮氣之不循經者為衛氣。其精氣之行於經者為營氣。陰陽相隨。外内相貫。如環之無端者。此之謂也。諸家解榮衛清濁不明。如王氏坎離升降之説。滑氏清濁體用之論。於義不穩。並可謂鑿矣。

三十一難曰。三焦者何禀何生。何始何終。其治常在何許。可曉以不。然。三焦者水穀之道路氣之所終始也。上焦者在心下下鬲在胃上口。主內而不出。其治在膻中。玉堂下一寸六分。直兩乳間陷者是。中焦者在胃中脘。不上不下。主腐熟水穀。其治在齊傍。下焦者當膀胱上口。主分別清濁。主出而不內以傳道也。其治在臍下一寸。故名曰三焦。其府在氣街。

博按。三焦者原氣之別使也。其唯氣也。故有命名而無形狀。自上焦至下焦。水穀之

所以尅化傳導靡不藉此之力焉故曰水
穀之道路氣之所終始也乃知所稟者元
氣而所我生穀氣而已實相火所爲而丹
溪先生所謂人非此火不能有生者是也
上焦其治在膻中穴中焦其治在臍傍天
樞穴下焦其治在臍下一寸陰交穴謂三
焦有病當各取其兪治之靈樞營衛生會
篇曰上焦出於胃上口並咽以上貫鬲而
布胸中走腋循太陰之分而行還至陽明

上至舌。下足陽明。常與營俱行於陽二十五度。行於陰亦二十五度。一周也。故五十度而復大會于手太陰矣。博按。上焦衛氣與營俱。外內相貫。周行一身如此。乃上篇謂營衛相隨者是也。諸家指上焦爲宗氣者誤。中焦亦傍胃口。出上焦之後。此所受氣者。泌糟粕。蒸津液。化其精微。上注於肺脈。乃化而爲血。以養生身。莫貴于此。故獨得行于經隧。命曰營氣。下焦者。別回腸。注于膀胱而滲入焉。故水穀者。常并居于胃中。成糟粕。

而俱下于大小腸濟泌別汁循下焦而滲
入膀胱焉是經言三焦之施化如此水穀
入于胃出上焦爲衛氣出中焦爲營氣其
糟粕津液傳于下焦爲溲便皆三焦所司
也故生會篇又曰上焦如霧中焦如漚下
焦如瀆可見三焦有名無形營水穀傳化
之道路而成穀氣之終始者矣物之所聚
曰府衛者四達之道也三焦爲原氣之使
四旁上下無所不至故曰其府在氣街宜

與六十六難更考。

三十二難曰。五藏俱等。而心肺獨在鬲上者。何也。然。心者血。肺者氣。血爲榮。氣爲衛。相隨上下。謂之榮衛。通行經絡。營周於外。故令心肺在鬲上也。

榮衛者穀氣之精微。出于胃之兩焦。而化成者也。榮者通行經絡。衛者營周於外。榮之與衛。相隨上下。生育人身。而心主榮血。肺主衛氣。所以在鬲上也。博按自三十難

至此專言榮衞三焦最宜通觀焉

三十三難曰肝青象木肺白象金肝得水而沉木得水而浮肺得水而浮金得水而沉其意何也然肝者非爲純木也乙角也庚之柔大言陰與陽小言夫與婦釋其微陽而吸其微陰之氣其意樂金又行陰道多故令肝得水而沉也肺者非爲純金也辛商也丙之柔大言陰與陽小言夫與婦釋其微陰婚而就火其意樂火又行陽道多故令肺得水而浮

也。肺熟而復沉。肝熟而復浮者、何也。故知辛當歸庚、乙當歸甲也。

博按木得水而浮。金得水而沉。自然之性也。而今肝屬木。當浮而反沉。肺屬金。當沉而反浮者、何也。蓋肝雖屬木。非爲純木。所以然者。木爲甲乙。應角音。甲爲陽爲剛。乙爲陰爲柔。而乙木與庚金。以剛柔之道合也。以天地遠大而論。則謂之陰陽。由人身近小而語。則謂之夫婦。以舍去微陽之甲木嫁適徵陰之庚金故其意樂夫金又其藏居下其經屬足是行陰道多矣故肝得水而沉也肺雖屬金非為純金也所以然者金為庚辛應商音庚為陽為剛辛為陰為柔而辛金與丙火以剛柔之道合也以釋去其徵陰之庚金婚嫁丙火故其意樂夫火又其藏居上其經屬手是行陽道多矣故肺得水而浮也及其涵濡之久而浮沉反者各歸其所屬也肝雖屬木為陽然

乙木兼金化。不爲純陽。故甲爲微陽。肺雖屬金爲陰。然辛金兼火化。不爲純陰。故庚爲微陰耳。

三十四難曰。五藏各有聲色臭味。皆可曉知以不。然。十變言。肝色青。其臭臊。其味酸。其聲呼。其液泣。心色赤。其臭焦。其味苦。其聲言。其液汗。脾色黃。其臭香。其味甘。其聲歌。其液涎。肺色白。其臭腥。其味辛。其聲哭。其液涕。腎色黑。其臭腐。其味鹹。其聲呻。其液唾。是五藏聲色與味也。

此出内經陰陽應象金匱眞言宣明五氣等篇内乃自然之應用也。十變蓋古經篇名也。

五藏有七神各何所藏耶。然藏者人之神氣所舍藏也。故肝藏魂肺藏魄心藏神脾藏意與智腎藏精與志也。

氷鑑王氏曰。按靈樞黃帝曰。何謂德氣生精神魂魄心意志思智慮岐伯曰天之在我者德也。地之在我者氣也。德流氣薄而生者也。故生之來謂之精。兩精相搏謂之神。隨神往來者謂之魂。並精而出入者謂之魄。所以任物者謂之心。心有所憶謂之意。意之所存謂之志。因志而存變謂之思。因思而遠慕謂之慮。因慮而處物謂之智。今五藏有七神。果何藏主何神耶。曰藏者乃人神氣所舍藏也。故魂之爲神。肝藏之。魄之爲神。肺藏之。神之爲神。心藏之。意與智爲神。脾藏之精與志爲神。腎藏之也。是以五藏而藏七神者矣。

三十五難曰。五藏各有所。府皆相近。而心肺獨去大腸小腸遠者何也。然。經言。心榮。肺衛。通行陽氣故居在上。大腸小腸傳陰氣而下。故居在下。所以相去而遠也。

博按。陽氣言水穀精微。化爲榮衛者。陰氣言水穀糟粕。傳于下焦者也。

又諸府者皆陽也。清淨之處。今大腸小腸胃

與膀胱皆受不淨其意何也。然。諸府者謂是
非也。經言。小腸者受盛之府也。大腸者傳寫
行道之府也。膽者清淨之府也。胃者水穀之
府也。膀胱者津液之府也。一府猶無兩名。故
知非也。

諸府爲陽。當清淨之處。而今大腸小腸胃
與膀胱。皆受不淨。其意何也。蓋謂諸府爲
清淨之處者非也。大腸小腸。胃與膀胱。並
受水穀之穢濁。故經各有其受任之府名。

唯膽一府名清淨之府而更無別名以非水穀之道路也。

小腸者心之府。大腸者肺之府。膽者肝之府。胃者脾之府。膀胱者腎之府。小腸謂赤腸。大腸謂白腸。膽者謂青腸。胃者謂黃腸。膀胱謂黑腸。下焦之所治也。

五府與五藏有定耦。又各分其色以腸名之也。下焦所治一句。屬膀胱耳。

三十六難曰。藏各有一耳。腎獨有兩者何也。

然腎兩者非皆腎也。其左者爲腎，右者爲命門。命門者，諸神精之所舍，原氣之所繫也。男子以藏精，女子以繫胞。故知腎有一也。

滑氏曰：腎之有兩者，以左者爲腎，右者爲命門也。男子於此而藏精，受五藏六府之精而藏之也。女子於此而繫胞，是得精而能施化，胞則受胎之所也。原氣謂齊下腎間動氣，人之生命，十二經之根本也。此篇言非皆腎也，三十九難亦言左爲腎，右爲命門而又云其氣與腎通是腎之兩者。其實則一爾。故項氏家說引沙隨程可久曰。北方常配二物。故惟坎加習於物為龜為蛇。於方為朔為北。於大玄為罔為冥。難經曰。藏有一。而腎獨兩。此之謂也。博按以右腎為命門者。乃越人之特見也。後世左腎為水。右腎為火。或以兩腎間為命門。衆說紛擾。是非攻擊。義見或問。

三十七難曰。五藏之氣。於何發起。通於何許。

可曉以不然。五藏者當上關於九竅也。故肺氣通於鼻。鼻和則知香臭矣。肝氣通於目。目和則知黑白矣。脾氣通於口。口和則知穀味矣。心氣通於舌。舌和則知五味矣。腎氣通於耳。耳和則知五音矣。

此論出靈樞脉度篇。九竅靈樞作七竅。爲是。下同。發起者言發其藏通者通其竅也。鼻之爲竅。肺之所通。知其香臭者由肺氣發起而通於鼻也。餘藏皆如此。

五藏不和則九竅不通六府不和則留結爲癰。

五藏陰也。主內。陰不和則不能藏氣。發而通故竅爲之不利。六府陽也。主外。陽不和則留於肌表爲癰膿。

邪在六府則陽脉不和。陽脉不和則氣留之。氣留之則陽脉盛矣。邪在五藏則陰脉不和。陰脉不和則血留之。血留之則陰脉盛矣。陰氣太盛則陽氣不得相營也。故曰格。陽氣太

盛則陰氣不得相營也故曰關陰陽俱盛不得相營也故曰關格關格者不得盡其命而死矣

邪在府故陽脉不和而氣留之陽勝故陽脉盛也邪在藏故陰脉不和而血留之陰勝故陰脉盛也陰氣太盛則陽氣不營而爲格陽氣太盛則陰氣不營而爲關陰陽俱盛則不協和而相營陰陽自隔離此爲關格如是者不得盡其天年而死矣

經言。氣獨行於五藏。不營於六府者。何也。然。夫氣之所行也。如水之流。不得息也。故陰脈營於五藏。陽脈營於六府。如環無端。莫知其紀。終而復始。其不覆溢。人氣內溫於藏府。外濡於腠理。

人之一身。三陰三陽。十二經。脈氣周流。如環之無端。故在陰經。則營於五藏。在陽經。則營於六府。何獨行於五藏而已哉。此陰陽和平。則內以溫於藏府。外以濡於腠理。

無復關格覆溢之患矣。

三十八難曰。藏唯有五。府獨有六者何也。然。所以府有六者。謂三焦也。有原氣之別焉。主持諸氣。有名而無形。其經屬手少陽。此外府也。故言府有六焉。

三焦主持諸氣。一身上下。無所不至。故爲原氣別使。外雖有經脈。内實無特形矣。而以有決瀆之官職。故曰外府。丁氏曰。其言五藏六府者。謂五藏應地之五行。六府應

天之六氣謂三焦為相火屬手少陽故言府獨有六也

三十九難曰經言府有五藏有六者何也然六府者正有五府也五藏亦有六藏者謂腎有兩藏也其左為腎右為命門命門者精神之所舍也男子以藏精女子以繫胞其氣與腎通故言藏有六也府有五者何也然五藏各一府三焦亦是一府然不屬於五藏故言府有五焉

前篇言五藏六府。此言藏有六者。以腎分爲兩藏。左爲腎。右爲命門也。而命門之氣。與腎通。則實皆腎而已。府有五者。三焦是外府。而不屬於五藏。故正府只有五也。

四十難曰。經言。肝主色。心主臭。脾主味。肺主聲。腎主液。鼻者肺之候。而反知香臭。耳者腎之候。而反聞聲。其意何也。然。肺者西方金也。金生於巳。巳者南方火。火者心。心主臭。故令鼻知香臭。腎者北方水也。水生於申。申者西方金。金者肺。肺主聲。故令耳聞聲。
紀氏曰。鼻爲肺之候。肺主聲。而反知香臭。耳爲腎之候。腎主液。而反聞聲。其意何如。然。肺者西方金也。金受氣於寅。長生於巳。己爲火。火者心。心主臭。金長生在於心之位。乃得心之氣。故鼻聞其香臭矣。腎者北方水也。水受氣於巳。長生於申。申爲金。金者肺也。肺主聲。水長生於申金之位。乃得金之氣。故令耳聞其聲矣。

四十一難曰肝獨有兩葉以何應也然肝者東方木也木者春也萬物始生其尚幼小意無所親去太陰尚近離太陽不遠猶有兩心故有兩葉亦應木葉也

滑氏曰肝有兩葉應東方之木木者春也萬物始生草木甲拆兩葉之義也越人偶有見於此而立爲論說不必然不必不然也其曰太陰太陽固不必指藏氣及月令而言但隆冬爲陰之極首夏爲陽之盛謂

之太陰太陽無不可也。凡讀書要須融活
不可滯泥。先儒所謂以意逆志是謂得之。
信矣。後篇謂左三葉右四葉此云兩葉總
其大者爾。博按滑氏說實達越人之本旨。
亦可謂最得讀書法矣。

四十二難曰。人腸胃長短。受水穀多少。各幾
何也。然胃大一尺五寸。徑五寸。長二尺六寸。
橫屈受水穀三斗五升。其中常留穀二斗。水
一斗五升。

此篇以靈樞腸胃及平人絶穀二篇併為一篇。而又增入藏府輕重互有異同。說見後。大。圍也。徑。直也。圍一尺五寸則徑五寸。蓋圍三徑一之大法也。下倣此。

小腸大二寸半。徑八分分之少半。長三丈二尺。受穀二斗四升。水六升三合合之大半。

大二寸半。則徑得八分三釐三毫餘。故曰分之小半也。合之大半。即六勺六抄六撮餘也。凡三分之而有其二為大半。有其一爲小半。下倣此。

回腸大四寸。徑一寸半長二丈一尺。受穀一

斗。水七升半。

回腸即太腸也。博按靈樞作徑一寸。寸之

小半爲是。

廣腸大八寸。徑二寸半。長二尺八寸。受穀九

升三合。八分合之一。

廣腸即肛門也。博按徑二寸半。靈樞及下

文作二寸寸之大半爲是。八分合之一。謂

以一合八分之而得其一也即一勺二抄
五撮也
故腸胃凡長五丈八尺四寸
博按絶穀篇與此同而腸胃篇曰腸胃所
入至所出長六丈四寸四分再按腸胃篇
及下文所載自唇至胃計得二尺四分加
之五丈八尺四寸則總得六丈四寸四分
也
合受水穀八斗七升六合八分合之一此腸

胃長短受水穀之數也

絶穀篇爲受水穀九斗二升一合合之大

半爲是以上與絶穀篇文大同

肝重二斤四兩左三葉右四葉凡七葉主藏

魂心重十二兩中有七孔三毛盛精汁三合

主藏神脾重二斤三兩扁廣三寸長五寸有

散膏半斤主裹血温五藏主藏意肺重三斤

三兩六葉兩耳凡八葉主藏魄腎有兩枚重

一斤一兩主藏志膽在肝之短葉間重三兩

三銖。盛精汁三合。

右靈樞不載

胃重二斤一兩。紆曲屈伸長二尺六寸。大一尺五寸。徑五寸。盛穀二斗。水一斗五升。小腸重二斤十四兩。長三丈二尺。廣二寸半。徑八分分之少半。左回疊積十六曲。盛穀二斗四升。水六升三合合之大半。大腸重二斤十二兩。長二丈一尺。廣四寸。徑一寸。當齊右迴（腸胃篇作左迴）十六曲盛穀一斗。水七升半。膀胱重九兩二銖。縱廣九寸。盛溺九升九合。

大腸徑一寸。上文作一寸半。靈樞作一寸寸之小半。爲是。胃小腸大腸重及膀胱。靈樞所無也。

口廣二寸半。

口廣。即兩吻相去二寸半也。見腸胃篇。或釋爲膀胱下口者。誤矣。

唇至齒長九分。齒以後至會厭。深三寸半。大容五合。舌重十兩。長七寸。廣二寸半。咽門重十二兩。廣二寸半。至胃長一尺六寸。

唇至胃。凡長得二尺四分也。會厭在咽喉間。

喉嚨重十二兩。廣二寸。長一尺二寸。九節。肛門重十二兩。大八寸。徑二寸。寸之太半。長二尺八寸。受穀九升三合。八分合之一。

喉嚨氣所通。靈樞不載喉嚨及肛門重。徑二寸下。諸本脱寸之二字。今推文義。據靈樞經補之。

四十三難曰人不食飲七日而死者何也然人胃中常有留穀二斗水一斗五升故平人日再至圊一行二升半日中五升七日五七三斗五升而水穀盡矣故平人不食飲七日而死者水穀津液俱盡即死矣

此亦與靈樞絕穀篇文大同仲景曰水去則榮散穀消則衛亡榮散衛亡神無所依此之謂也

四十四難曰七衝門何在然脣爲飛門齒爲

戸門會厭爲吸門胃爲賁門太倉下口爲幽門大腸小腸會爲闌門下極爲魄門故曰七衝門也。

衝衝要之謂。衝門爲水穀出入衝要之所。會厭在咽嗌當嚥物時合掩喉嚨不使食物悞入以阻其氣之噓吸出入也。胃又名太倉太倉之下口在臍上二寸下脘之分大腸小腸會當臍上一寸水分穴下極肛門也脣爲飛門飲食飛越而入也。齒爲戸門開闔如戶也會厭爲吸門物抵此吸入焉胃爲賁門飲食下咽賁嚮聚於胃也大倉下口爲幽門自胃入於小腸幽隱陜隘也大小腸會爲闌門當小腸下口泌別清濁水液入膀胱渣滓入大腸有遮闌之義下極爲魄門亦取幽陰之義

四十五難曰經言八會者何也然府會太倉藏會季脇筋會陽陵泉髓會絶骨血會鬲俞骨會大杼脉會太淵氣會三焦外一筋直兩

乳内也熱病在内者取其會之氣穴也
滑氏曰太倉一名中脘在齊上四寸六府取稟於胃故爲府會季脇章門穴也在大横外直齊季肋端爲脾之募五藏取稟於脾故爲藏會足少陽之筋結於膝外廉陽陵泉也在膝下一寸外廉陥中又膽與肝爲配肝者筋之合故爲筋會絶骨一名陽輔在足外踝上四寸輔骨前絶骨端如前三分諸髓皆屬於骨故爲髓會鬲俞在背

第七椎下去脊兩旁各一寸半足太陽脈氣所發也。太陽多血。又血乃水之象。故爲血會。大杼在項後第十一椎下去脊兩旁各一寸半。大淵在掌後陷中動脈即所謂寸口者脈之大會也。氣會三焦外一筋直兩乳內。即膻中爲氣海者也。在玉堂下一寸六分。熱病在內者。各視其所屬而取之會也。

四十六難曰。老人臥而不寐。少壯寐而不寤

者何也。然。經言。少壯者血氣盛。肌肉滑。氣道通。榮衛之行不失於常。故晝日精。夜不寤也。老人血氣衰。肌肉不滑。榮衛之道澁。故晝日不能精。夜不得寐也。故知老人不得寐也。

說與靈樞經同。精清爽也。

四十七難曰。人面獨能耐寒者何也。然。人頭者諸陽之會也。諸陰脉皆至頸胸中而還。獨諸陽脉皆上至頭耳。故令面耐寒也。

靈樞邪氣藏府病形篇曰。諸陽之會皆在

於面又曰天寒則裂地凌水其卒寒。或手足懈惰。然而其面不衣何也。岐伯曰。十二經脈。三百六十五絡。其血氣皆上於面。而走空竅其氣之津液皆上燻于面。而皮又厚。其肉堅。故天氣甚寒。不能勝之也。順逆肥瘦篇曰。手之三陰從藏走手。手之三陽從手走頭。足之三陽從頭走足。足之三陰從足走腹。此所以諸陰脈皆至頸胸中而還獨諸陽脈皆上至頭也。

四十八難曰。人有三虚三實何謂也。然。有脉之虚實。有病之虚實。有診之虚實也。

脉之虚實。切其脉而可得。病之虚實。察其証而可見。診之虚實。按皮肉而可知也。

脉之虚實者。濡者爲虚。緊牢者爲實。

濡軟同。指下濡弱無力者虚也。堅緊牢實者實也。

病之虚實者。出者爲虚。入者爲實。言者爲虚。不言者爲實。緩者爲虚。急者爲實。

出者爲虛。五藏自病。由內而之外。所謂內
傷是也。入者爲實。五邪所傷。由外而之內
所謂外傷是也。言者爲虛。以五藏自病。不
由外邪。故惺惺而不妨於言也。不言者爲
實。以人之邪氣內鬱。故昏亂而不言也。緩
者爲虛。緩不急也。言內之出者。徐徐而遲
非一朝一夕之病也。急者爲實。言外邪所
中。風寒溫熱等病。死生在五六日之間也。
診之虛實者。濡者爲虛。牢者爲實。癢者爲虛痛者爲實。外痛內快。爲外實內虛。內痛外快。爲內實外虛。故曰虛實也。

按其皮肉診之。柔濡者爲虛。牢强者爲實。知痛者爲實。痒者虛也。知外痛內快。爲邪氣在外。而不在內也。內痛外快。邪實在內之候也。

四十九難曰。有正經自病。有五邪所傷。何以別之。然。經言。憂愁思慮則傷心。形寒飲冷則傷肺。恚怒氣逆上而不下則傷肝。飲食勞倦則傷脾久坐濕地強力入水則傷腎是正經之自病也。

滑氏曰。心主思慮君主之官也故憂愁思慮則傷心肺主皮毛而在上是爲嫩藏故形寒飲冷則傷肺肝主怒怒則傷肝脾主飲食及四肢故飲食勞倦則傷脾腎主骨而屬水故用力作強坐濕入水則傷腎凡此蓋憂思恚怒飲食動作之過而致然也夫憂思恚怒飲食動作人之所不能無者發而中節烏能爲害過則傷人必矣故善養生者去泰去甚適其中而已昧者拘焉乃欲一切拒絶之豈理也哉博按此見靈樞邪氣藏府病形篇及素問遺篇本病篇下文風寒暑濕之邪亦傷五藏相傳爲邪但正經自病者病由内作而形寒冷飲與坐濕入水是從外得之也然非天之時令六淫所干矣人自致之耳此爲異也

何謂五邪然有中風有傷暑有飮食勞倦有

傷寒。有中濕。此之謂五邪。
肝屬風木。故天之風氣感則傷肝。心屬火。故天之暑氣感則傷心。稼穡成甘。屬脾。四肢亦脾之所主。故飲食勞倦傷脾。寒氣傷皮膚。肺主皮毛。故肺感之。濕水也。霧雨蒸氣之類。喜傷腎。張世賢曰。或云。正經自病。既言飲食勞倦。五邪之病。不宜亦言飲食勞倦。然。正經自病。謂飲食勞倦。止傷脾經也。五邪爲病。謂飲食勞倦傷脾而病傳各藏也。中濕亦如之。

假令。心病何以知中風得之。然。其色當赤。何以言之。肝主色。自入為青。入心為赤。入脾為黄。入肺為白。入腎為黑。肝為心邪。故知當赤色。其病身熱。脇下滿痛。其脈浮大而弦。

此以心經一部發其例也。中風肝邪。肝主色。肝為心邪。故色赤。身熱脈浮大心也。脇痛脈弦肝也。

何以知傷暑得之。然。當惡臭。何以言之。心主臭。自入為焦臭。入脾為香臭。入肝為臊臭。入

腎爲腐臭入肺爲腥臭故知心病傷暑得之
當惡臭其病身熱而煩心痛其脈浮大而散
傷暑心邪心主臭心自病故惡臭而證狀
脉診皆屬乎心也
何以知飲食勞倦得之然當喜苦味也虛爲
不欲食實爲欲食何以言之脾主味入肝爲
酸入心爲苦入肺爲辛入腎爲鹹自入爲甘
故知脾邪入心爲喜苦味也其病身熱而體
重嗜卧四肢不收其脉浮大而緩

飲食勞倦。脾邪也。脾主味。脾爲心邪。故喜苦味。且以食與不食。分其虛實。身熱脉浮大。心也。體重嗜臥。四肢不收。脉緩。脾也。

何以知傷寒得之。然當譫言妄語。何以言之。肺主聲。入肝爲呼。入心爲言。入脾爲歌。入腎爲呻。自入爲哭。故知肺邪入心。爲譫言妄語也。其病身熱。洒洒惡寒。甚則喘咳。其脉浮大而濇。

傷寒。肺邪。肺主聲。肺爲心邪。故譫言妄語。身熱脉浮大。心也。惡寒喘咳。脉濇。肺也。

何以知中濕得之。然。當喜汗出不可止。何以言之。腎主濕。入肝為泣。入心為汗。入脾為涎。入肺為涕。自入為唾。故知腎邪入心為汗出不可止也。其病身熱而小腹痛足脛寒而逆。其脈沉濡而大。此五邪之法也。

中濕腎邪。腎主液。腎為心之邪。故汗出不可止。身熱脈大心也。小腹痛足脛寒。脈沉濡腎也。博按五藏堅固則邪不能入。若藏氣虛則邪因自入。或受他藏之邪實。故五邪相傳脉證兼見如此。

五十難曰。病有虛邪。有實邪。有賊邪。有微邪。有正邪。何以別之。然。從後來者爲虛邪。從前來者爲實邪。從所不勝來者爲賊邪。從所勝來者爲微邪。自病者爲正邪。

五行之道。生我者。彼虛我實。故從吾後來爲邪。曰虛邪。我生者。彼實我虛。故從吾前來爲邪。曰實邪。尅我者。其勢強。故從吾所不勝來爲邪。曰賊邪。我尅者。其氣微。故從吾所勝來爲邪曰微邪正邪則本經自病者也。

何以言之。假令心病。中風得之爲虛邪。傷暑得之爲正邪。飲食勞倦得之爲實邪。傷寒得之爲微邪。中濕得之爲賊邪。

舉心爲例。以發上文之義。心火也。土前而木後也。中風肝木之邪爲虛邪。從後而來。傷暑爲正邪。心火自病也。飲食勞倦脾土之邪爲實邪。從前而來。傷寒肺金之邪爲微邪。從

所勝而來。中濕腎水邪為賊邪從所不勝
而來。宜與上篇通攷之。

五十一難曰。病有欲得溫者。有欲得寒者。有欲得見人者。有不欲得見人者。而各不同。病在何藏府也。然。病欲得寒。而欲見人者。病在府也。病欲得溫。而不欲見人者。病在藏也。何以言之。府者陽也。陽病欲得寒。又欲見人。藏者陰也。陰病欲得溫。又欲閉戶獨處。惡聞人聲。故以別知藏府之病也。

紀氏曰。府為陽。陽病則熱有餘而寒不足。故飲食衣服居處。皆欲就寒也。陽主動而應乎外。故欲得見人。藏為陰。陰病則寒有餘而熱不足。故飲食衣服居處。皆欲就温也。陰主靜而應乎内。故欲閉戸獨處而惡聞人聲也。

五十二難曰。府藏發病。根本等不。然。不等也。何。然。藏病者止而不移。其病不離其處。府病者彷彿賁嚮。上下行流。居處無常。故以此知

藏府根本不同也

丁氏曰。藏爲陰。陰主靜。故止而不移。府爲陽。陽主動。故上下流行。居處無常也。與五十五難文義互相發。

五十三難曰。經言七傳者死。間藏者生。何謂也。然。七傳者。傳其所勝也。間藏者。傳其子也。何以言之。假令心病傳肺。肺傳肝。肝傳脾。脾傳腎。腎傳心。一藏不再傷。故言七傳者死也。

紀氏曰。心火傳肺金。肺金傳肝木。肝木傳

肝土。脾土傳腎水。腎水傳心火。心火受水之傳一也。肺金復受火之傳再也。自心而始。以次相傳。至肺之再。是七傳也。故七傳死者。一藏不受再傷也。

假令心病傳脾。脾傳肺。肺傳腎。腎傳肝。肝傳心。是子母相傳。竟而復始。如環無端。故曰生也。

呂氏曰。間藏者。間其所勝之藏而相傳也。心勝肺。脾間之。脾勝腎。肺間之。肺勝肝。腎間之腎勝心肝間之肝勝脾心間之此謂傳其所生也。滑氏曰。按素問標本病傳論曰。謹察間甚以意調之。間者并行。甚者獨行。蓋并者並也。相並而傳。傳其所間如呂氏之說是也。獨者特也。特傳其所勝。如紀氏之說是也。越人之義。蓋本諸此。

五十四難曰。藏病難治。府病易治。何謂也。然藏病所以難治者。傳其所勝也。府病易治者傳其子也。與七傳間藏同法也。

滑氏曰。藏病難治者。以傳其所勝也。府病易治者。以傳其所生也。雖然。此特各舉其一偏而言爾。若藏病傳其所生亦易治。府病傳其所勝亦難治也。故龐安常云。世之醫書。惟扁鵲之言爲深。所謂難經者也。越人寓術於其書。而言之有不詳者。使後人自求之歟。今以此篇詳之。龐氏可謂得越人之心者矣。博按。王氷鑑曰。病深則傳所勝。病淺則傳所生。藏病已深。故傳其所勝。

府病尚淺。故傳其所生也。此言亦得。

五十五難曰。病有積有聚。何以別之。然。積者陰氣也。聚者陽氣也。故陰沈而伏。陽浮而動。氣之所積。名曰積。氣之所聚。名曰聚。故積者五藏所生。聚者六府所成也。積者陰氣也。其始發有常處。其痛不離其部。上下有所終始。左右有所窮處。聚者陽氣也。其始發無根本。上下無所留止。其痛無常處。謂之聚。故以是別知積聚也。

滑氏曰。積者五藏所生。五藏屬陰。陰主靜。故其病沈伏而不離其處。聚者六府所成。六府屬陽。陽主動。故其病浮動而無所留止也。周仲立曰。陰沈而伏。初亦未覺。漸以滋長。日積月累是也。聚者病之所在。與血氣偶然邂逅。故無常處也。與五十二難意同。

五十六難曰。五藏之積各有名乎。以何月何日得之。然。肝之積名曰肥氣。在左脇下。如覆

杯有頭足。久不愈。令人發咳逆痎瘧連歲不
已。以季夏戊己日得之。何以言之。肺病傳於
肝。肝當傳脾。脾季夏適王。王者不受邪。肝復
欲還肺。肺不肯受。故留結為積。故知肥氣以
季夏戊己日得之。

肝積名肥氣。言積氣肥盛也。久不愈。令人
發咳嗽氣逆。痎瘧寒熱連歲不已。痎亦作
痎。瘧之總名也。

心之積名曰伏梁。起臍上。大如臂。上至心下。

久不愈令人病煩心以秋庚辛日得之何以
言之腎病傳心心當傳肺肺以秋適王王者
不受邪心欲復還腎腎不肯受故留結爲積
故知伏梁以秋庚辛日得之
心積名伏梁言伏而不動如屋梁之積也
脾之積名曰痞氣在胃脘覆大如盤久不愈
令人四肢不收發黃疸飲食不爲肌膚以冬
壬癸日得之何以言之肝病傳脾脾當傳腎
腎以冬適王王者不受邪脾復欲還肝肝不

肯受。故留結爲積。故知痞氣以冬壬癸日得之。

脾積名痞氣。言積在中脘。上下不交爲否也。脾濕不行。鬱而發疸。

肺之積名曰息賁。在右脇下。覆大如杯。久不已。令人洒淅寒熱。喘欬發肺壅。以春甲乙日得之。何以言之。心病傳肺。肺當傳肝。肝以春適王。王者不受邪。肺復欲還心。心不肯受。故留結爲積。故知息賁以春甲乙日得之。

肺積名息賁言或息或賁也賁與奔同肺
主皮毛故洒淅寒熱肺主氣故咳嗽喘息
久而不已。肺氣壅鬱或發痿癖。
腎之積名曰賁豚發於少腹上至心下若豚
狀或上或下無時久不已。令人喘逆骨痿少
氣以夏丙丁日得之。何以言之。脾病傳腎腎
當傳心心以夏適王王者不受邪腎復欲還
脾脾不肯受故留結為積故知賁豚以夏丙
丁日得之。此五積之要法也

腎積名賁豚。言上下無定時。如豚之奔也。腎納氣。今積發於少腹。上逼心下。故喘逆少氣。腎主骨。故骨痿不能行動也。或謂藏病止而不移。今肺積息賁。腎積賁豚。皆移者何也。蓋雖能移動。然肺積在右脇。腎積發少腹。並有常處。上篇所謂上下有所終始。左右有所窮處是也。非如府病之居處無常也。

五十七難曰。泄凡有幾。皆有名不。然。泄凡有五。其名不同。有胃泄。有脾泄。有大腸泄。有小腸泄。有大瘕泄。名曰後重。

五泄之證。説見下文。

胃泄者。飲食不化。色黄。

張世賢曰。邪客於胃。胃之下口不固。飲食入內。不待脾藏消磨。徑傳大腸而出。故飲食不化。所謂完穀是也。胃屬土。故色黄也。

脾泄者。腹脹滿泄注。食即嘔吐逆。

脾病故。水穀留胃中。肚腹脹滿。下則驟然

泄注上則食已嘔吐而上逆也

大腸泄者食已窘迫大便色白腸鳴切痛

熊氏曰窘迫極急逼迫之意大腸肺之府故色白腸虚則鳴腸寒則痛大腸有寒邪之氣所以食未畢而速急要去大便而泄白色腸鳴而割痛也　博按此證冬月最多實腸寒之證也

小腸泄者溲而便膿血少腹痛

溲小便也小腸爲心之府心主血邪熱在

小腸傳于下焦故大便泄膿血小便赤色赤少腹痛

大瘕泄者裏急後重數至圊而不能便莖中痛此五泄之要法也

滑氏曰瘕結也謂因有凝結而成者裏急謂腹内急迫後重謂肛門下墜惟其裏急後重故數至圊而不能便莖中痛者小便亦不利也謝氏謂小腸大瘕二泄今所謂痢疾也内經曰腸澼故下利赤白者灸小

膓俞累驗

五十八難曰。傷寒有幾。其脉有變否。然。傷寒有五。有中風。有傷寒。有濕溫。有熱病。有溫病。其所苦各不同。

中風傷風也。汗出惡風。謂之傷風。無汗惡寒。謂之傷寒。濕熱相搏。一身盡痛。謂之濕溫。冬傷於寒。至夏而發者。謂之熱病。至春而發。謂之溫病。經曰。冬感寒。春發溫。又曰。先夏至為病溫。後夏至為病暑。是也。病暑

即熱病也

中風之脉陽浮而滑陰濡而弱濕温之脉陽浮而弱陰小而急傷寒之脉陰陽俱盛而緊濇熱病之脉陰陽俱浮浮之而滑沈之散濇温病之脉行在諸經不知何經之動也各隨其經所在而取之

陰陽指尺寸也傷風之脉陽浮而滑風傷於衛衛為氣居於表也陰濡而弱者邪在表不在裏也傷寒之脉陰陽俱盛而緊濇

緊。是寒傷榮。濇。主無汗也。濕溫之病。濕熱相搏。陰陽相錯。故其脉陽濡而弱。邪傷手氣也。陰小而急。血亦受病也。熱病之脉。陰陽俱浮。輕擧則滑。熱浮於外也。重按則散濇。津液虛少也。溫病即仲景傷寒例中所言。溫瘧。風溫。溫毒。溫疫。四溫病也。其脉行在諸經。當審其所動。以治之耳。

傷寒有汗出而愈。下之而死者。有汗出而死。下之而愈者何也。然陽虛陰盛。汗出而愈。下

之即死。陽盛陰虛。汗出而死。下之而愈
滑氏曰。受病爲虛。不受病者爲盛。唯其虛
也。是以邪湊之。唯其盛也。是以邪不入。即
外臺所謂。表病裏和。裏病表和之謂。指傷
寒傳變者而言之也。表病裏和。汗之可也。
而反下之。表邪不除。裏氣復奪矣。裏病表
和。下之可也。而反汗之。裏邪不退。表氣復
奪矣。故云死。所以然者。汗能亡陽。下能損
陰也。此陰陽字。指表裏言之。經曰誅伐無

過。命曰太惑。此之謂歟。　博按。王安道曰。寒邪外客。非陰盛而陽虛乎。熱邪內熾。非陽盛而陰虛乎。仲景曰。桂枝下咽。陽盛則斃。承氣入胃。陰盛乃亡。可不謹且辨乎。

寒熱之病。候之如何也。然。皮寒熱者。皮不可近席。毛髮焦。鼻藁不得汗。肌寒熱者。皮膚痛。唇舌藁。無汗。骨寒熱者。病無所安。汗注不休。齒本藁痛。

靈樞寒熱病篇曰。皮寒熱者。不可附席。毛

髮焦鼻槁腊不得汗取三陽之絡以補手太陰肌寒熱者肌痛毛髮焦而唇槁腊不得汗取三陽於下以去其血者補足太陰以出其汗骨寒熱者病無所安汗注不休齒未槁取其少陰於陰股之絡齒已槁死不治　博按藁乾枯也病無所安者謂一身無所安也據內經其治一補一瀉蓋外感內傷相兼之病也

五十九難曰狂癲之病何以別之然狂疾之

始發。少臥而不飢。自高賢也。自辯智也。自倨
貴也。妄笑好歌樂。妄行不休是也。癲疾始發
意不樂。僵仆直視。其脉三部陰陽倶盛是也。
滑氏曰。狂疾發於陽。故其狀皆自有餘而
主動。癲疾發於陰。故其狀皆自不足而主
靜。其脉三部陰陽倶盛者。謂發於陽爲狂
則陽脉倶盛。發於陰爲癲則陰脉倶盛也。
　愽按。二十難。重陽者狂。重陰者癲。即是也。
但彼因脉之陰陽而及之。此篇分病之陰

陽論。其脈者也。

六十難曰。頭心之病。有厥痛。有眞痛。何謂也。
然。手三陽之脈受風寒。伏留而不去者。則名厥頭痛。入連在腦者。名眞頭痛。其五藏氣相干。名厥心痛。其痛甚。但在心。手足青者。即名眞心痛。其眞心痛者。旦發夕死。夕發旦死。
手三陽之脈。從手走至頭。今受風寒厥逆而痛。名厥頭痛。其痛甚。腦盡痛。手足青至節。名眞頭痛。死不治。蓋腦爲髓海。眞氣之所聚也。厥心痛凡五。皆五藏邪氣相干。爲痛。其痛甚。手足青至節。名眞心痛。心爲君主。神之所舍。邪不能客。客之則神去。神去則死矣。詳見靈樞厥病篇。

六十一難曰。經言。望而知之。謂之神。聞而知之。謂之聖。問而知之。謂之工。切脉而知之。謂之巧。何謂也。

望聞問切。是謂四知。乃爲醫之綱領也。

然。望而知之者。望見其五色。以知其病。

五色青黄赤白黒也。以應五藏。假如色青爲肝。赤爲心。黄爲脾。白爲肺。黒爲腎。其間有相生相尅之變。以定死生。詳出素問五藏生成。靈樞五色等篇内。

聞而知之者。聞其五音以別其病。五音宮商角徵羽也。五藏有歌哭呼笑呻之五聲。以應之。假如肝聲呼。音應角。心聲笑。音應徵。脾聲歌。音應宮。肺聲哭。音應商。腎聲呻。音應羽。此聞聲音而別知其病也問而知之者。問其所欲五味以知其病所起所在也。

五味酸苦甘辛鹹也。以應五藏假如味酸爲肝苦爲心甘爲脾辛爲肺鹹爲腎問其所欲五味而病之所起所在。皆足以知之。

切脉而知之者。診其寸口視其虛實以知其病病在何藏府也。

診寸口即第一難之義。視虛實見六難并四十八難藏府配位見十八難病病者猶言所病之病也。經謂微妙在脉不可不察。蓋診之最為重也。

經言。以外知之曰聖。以內知之曰神。此之謂也。

以外知之望聞。以內知之問切也。微妙謂神通明謂聖言聖神則功巧在內矣。

六十二難曰。藏井滎有五。府獨有六者。何謂也。然府者陽也。三焦行於諸陽故置一俞名曰原。府有六者亦與三焦共一氣也。

藏之井滎有五。謂井滎兪經合也。府有六者。謂井滎兪原經合也。六府爲陽。以三焦主持原氣而通行於諸陽。故又置一兪而名曰原。所以與三焦共一氣也。當與六十六難參攷。

六十三難曰。十變言。五藏六府滎合。皆以井爲始者何也。然。井者東方春也。萬物之始生。諸蚑行喘息。蜎飛蠕動。當生之物。莫不以春生。故歲數始於春。日數始於甲。故以井爲始。

也。
蚑者不能行喘者不能息蜎即虫之稍動
者蠕即虫之小而軟者今十二經所出之
穴皆謂之井而以為榮俞之始者井主東
方於時為春萬物發生之始諸蚑者行喘
者息蜎者飛蠕者動凡當生之物皆以春
而生是以歳之數始於春而遷代日之數
起於甲而推步人之榮合所以井為始也
六十四難曰十變又言陰井木陽井金陰榮

火陽榮水陰俞土陽俞木陰經金陽經火陰合水陽合土陰陽皆不同其意何也然是剛柔之事也陰井乙木陽井庚金陽井庚庚者乙之剛也陰井乙乙者庚之柔也乙為木故言陰井木也庚為金故言陽井金餘皆倣此

滑氏曰十二經起於井穴陰井為木故陰井木生陰榮火陰榮火生陰俞土陰俞土生陰經金陰經金生陰合水陽井為金故陽井金生陽榮水陽榮水生陽俞木陽俞

木生陽經火陽經火生陽合土丁氏曰剛柔者謂陰井木陽井金庚金爲剛乙木爲柔陰滎火陽滎水壬水爲剛丁火爲柔陰俞土陽俞木甲木爲剛己土爲柔陰經金陽經火丙火爲剛辛金爲柔陰合水陽合土戊土爲剛癸水爲柔蓋五行之道相生者母子之義相尅相制者夫婦之類故夫道皆剛婦道皆柔自然之理也易曰分陰分陽迭用柔剛其是之謂歟

六十五難曰。經言。所出為井。所入為合。其法柰何。然。所出為井。井者東方春也。萬物之始生。故言所出為井也。所入為合。合者北方冬也。陽氣入藏。故言所入為合也。

人之井滎俞經合。以比四時之生長化收藏。是以井者應春。於方為東。萬物以春出生。故言所出為井也。合者應冬。於方為北。陽氣以冬入藏。故言所入為合也。滑氏曰。此以經穴流注之始終言也。

六十六難曰經言肺之原出於太淵心之原出于太陵肝之原出于太衝脾之原出於太白腎之原出于太谿少陰之原出于兊骨膽之原出于丘墟胃之原出于衝陽三焦之原出于陽池膀胱之原出于京骨大腸之原出于合谷小腸之原出于腕骨十二經皆以俞爲原者何也然五藏俞者三焦之所行氣之所留止也三焦所行之俞爲原者何也然齊下腎間動氣者人之生命也十二經之根本

也故名曰原三焦者原氣之別使也主通行三氣經歷於五藏六府原者三焦之尊號也故所止輙爲原五藏六府之有病者皆取其原也

十二經原俞見靈樞九鍼十二原及本輸篇兊骨即神門穴十二經皆以俞爲原者以十二經之俞皆係三焦所行氣所留止之處也三焦所行之俞爲原者假原氣以名之所謂原氣者齊下腎間動氣也此乃

人之生命。十二經之根本也。三焦以其別使。主通行上中下之三氣。經歷於五藏六府也。蓋三焦稟下焦之原氣。上達於胃之上中兩焦。化穀氣爲榮衛。故水穀之氣與眞元之氣相融觧。而彌綸於一身。皆資藉三焦之所致。經云。眞氣者所受於天。與穀氣并而充身也者。此之謂也。是所以原爲三焦之尊號。而所其留止爲原也。五藏六府之有病者。皆取其原。不亦宜乎。

六十七難曰。五藏募皆在陰。而俞在陽者。何謂也。然。陰病行陽。陽病行陰。故令募在陰。俞在陽。

募猶募結之募。言經氣之聚於此也。俞或作輸。猶委輸之輸。言經氣由此而輸於彼也。背爲陽。腹爲陰。募在腹。爲陰也。俞在背。爲陽也。五藏募穴。肺之募中府。二穴。心之募巨闕。一穴。脾之募章門。二穴。肝之募期門。二穴。腎之募京門。二穴。五藏俞穴。肺俞在第三椎下心俞在五椎下肝俞在九椎下脾俞在十一椎下腎俞在十四椎下皆俠脊兩旁各一寸五分陰病行陽陽病行陰者陰陽經絡氣相交貫藏府腹背氣相通應所以陰病有時而行陽陽病有時而行陰也經曰從陽引陰從陰引陽紀氏曰陰病生於內而行於外即陰行陽也故陽俞在背陽病生於外而行於內即陽行陰也故陰募在腹也

六十八難曰。五藏六府。皆有井滎俞經合。皆何所主。然。經言。所出爲井。所流爲滎。所注爲俞。所行爲經。所入爲合。井主心下滿。滎主身熱。俞主體重節痛。經主喘咳寒熱。合主逆氣而泄。此五藏六府井滎俞經合所主病也。

滑氏曰。主主治也。井谷井之井。水源之所出也。滎絶小水也。井之源本微。故所流尚小。而爲滎。俞輸也。注也。自滎而注。乃爲俞也。由俞而經過於此。乃謂之經。由經而入於所合謂之合。合者會也。靈樞第一篇曰。五藏五俞。五五二十五俞。六府六腧。六六三十六俞。此俞字。空穴之總名。諸空穴。皆可以言俞。凡經脉十二。絡脉十五。凡二十七氣所行。皆井滎俞經合之所係。而所主病各不同。井主心下滿。肝木病也。足厥陰之支。從肝別貫鬲上注肺。故井主心下滿。滎主身熱。心火病也。俞主體重節痛。脾土病也。經主喘欬寒熱。肺金病也。合主逆氣而泄。腎水病也。謝氏曰。此舉五藏之病各一端爲例。餘病可以類推而互取也。不言六府者。舉藏足以該之。

六十九難曰。經言。虛者補之。實者瀉之。不虛不實以經取之。何謂也。然。虛者補其母。實者瀉其子。當先補之。然後瀉之。不虛不實。以經取之者。是正經自生病。不中他邪也。當自取其經。故言以經取之。

靈樞經脉篇。十二經皆有盛則瀉之。虛則

補之不盛不虛以經取之之文。越人之意蓋謂虛者補之。補其母也。實者瀉之。瀉其子也。假令肝屬木。肝病虛則補足少陰腎經之合陰谷。以腎屬水。為木之母也。實則瀉手厥陰心主之榮勞宮。以心主屬火。為木之子也。然詳察虛實。當先補後瀉。是助正退邪之要法也。如正經之病而不中他邪。則當徑取其厥陰肝經治之。所謂自取其經也。楊氏曰。不實不虛。是諸藏不相乘也。故云自取其經。

七十難曰。春夏刺淺。秋冬刺深者。何謂也。然。春夏者陽氣在上。人氣亦在上。故當淺取之。秋冬者陽氣在下。人氣亦在下。故當深取之。

靈樞終始篇曰。春氣在毛。夏氣在皮膚。秋氣在分肉。冬氣在筋骨。滑氏曰。春夏之時。陽氣浮而上。人之氣亦然。故刺之當淺欲其無太過也。秋冬之時。陽氣沈而下。人氣亦然。故刺之當深。欲其無不及也。經曰。必先歲氣無伐天和此之謂也。
春夏各致一陰秋冬各致一陽者何謂也然
春夏溫必致一陰者初下針沈之至腎肝之
部得氣引持之陰也秋冬寒必致一陽者初
內針淺而浮之至心肺之部得氣推內之陽
也是謂春夏必致一陰秋冬必致一陽
致者猶言以此而致於彼也春夏氣溫必
致一陰者初下針即沈之至腎肝筋骨之
部俟其得氣乃引針而提之以致於心肺

之分。使陰氣以和陽。所謂致一陰也。秋冬氣寒。必致一陽者。初內針。淺而浮之。當心肺血脉皮膚之部。俟其得氣。推針而內之。以達於腎肝之分。使陽氣和陰。所謂致一陽也。

七十一難曰。經言。刺榮無傷衛。刺衛無傷榮。何謂也。然。針陽者。臥針而刺之。刺陰者。先以左手攝按所針榮俞之處。氣散乃內針。是謂刺榮無傷衛。刺衛無傷榮也滑氏曰。榮爲陰。衛爲陽。榮行脉中。衛行脉外。各有所淺深也。用針之道亦然。針陽必臥針而刺之者。以陽氣輕浮過之恐傷於榮也。刺陰者先以左手按所刺之穴良久令氣散。乃内針。不然則傷衛氣也。無毋通禁止辭。

七十二難曰。經言。能知迎隨之氣。可令調之。調氣之方。必在陰陽。何謂也。然所謂迎隨者。知榮衛之流行。經脉之往來也。隨其逆順而取之。故曰迎隨。

迎隨之法。補瀉之道也。迎者迎而奪之。隨者隨而濟之。氷鑑王氏曰。手足三陽。手經自手走頭。足經自頭走足。手足三陰。足經自足走胸。手經自胸走手。此乃榮衛流行經脉往來之常度也。凡欲瀉者。必用鍼芒朝其經脉所來之處。迎其氣之方來未盛。乃逆鍼以奪其氣。是謂迎。凡欲補者。必用鍼芒。朝其經脉所去之路。隨其氣之方去

未虛乃順鍼以濟其氣是謂隨迎隨之法
必隨氣之逆順取之故曰迎隨也。
調氣之方。必在陰陽者。知其內外表裏隨其
陰陽而調之。故曰調氣之方。必在陰陽。
滑氏曰。在察也。內爲陰外爲陽表爲陽裏
爲陰察其病之在陰在陽。而調之也。楊氏
曰。調氣之方。必在陰陽者。陰虛陽實則補
陰瀉陽陽虛陰實則補陽瀉陰或陽并於
陰陰并於陽或陰陽俱虛俱實皆隨其所

見而調之。

七十三難曰。諸井者肌肉淺薄。氣少不足使也。刺之奈何。然。諸井者木也。滎者火也。火者木之子。當刺井者。以滎寫之。故經言。補者不可以爲寫。寫者不可以爲補。此之謂也。

滑氏曰。諸經之井皆在手足指梢肌肉淺薄之處。氣少不足使爲補寫也。故設當刺井者只寫其滎。以井爲木滎爲火。火者木之子也。詳越人此說專爲瀉井者言也。若當補井則必補其合。故引經言補者不可以為寫。寫者不可以為補。各有攸當也。補寫反。則病益篤。而有實實虛虛之患。可不謹歟。氷鑑王氏曰。難經曰。諸井者肌肉淺薄不足使也。刺井者當刺滎。又曰。井主心下滿。又曰。春刺井。蓋有時而當刺井者。未始不可刺也。但越人論子母相因之義。則然耳。此篇指陰經言。故以井木滎火為子母。若陽經。又以井金滎水論矣。

七十四難曰。經言。春刺井。夏刺滎。季夏刺俞。秋刺經。冬刺合者。何謂也。然。春刺井者。邪在肝。夏刺滎者。邪在心。季夏刺俞者。邪在脾。秋刺經者。邪在肺。冬刺合者。邪在腎。

楊氏曰。用鍼微妙。法無窮。經曰。冬刺井。春刺滎。此乃云春刺井夏刺滎。不可固守。以一槩之法也。

其肝心脾肺腎。而繫於春夏秋冬者。何也。然五藏一病。輙有五也。假令肝病色青者。肝也。

臊臭者肝也。喜酸者肝也。喜呼者肝也。喜泣者肝也。其病衆多。不可盡言也。四時有數。而並繫於春夏秋冬者也。針之要妙。在於秋毫者也。

　博按。凡病症狀衆多。不可盡言。而求其屬不外於五藏。故其治繫井滎俞經合。譬如雖萬象生化無窮。然四時有數。而繫春夏秋冬也。用針者。要在於精察而已。

七十五難曰。經言。東方實西方虛。瀉南方補北方。何謂也。然。金木水火土。當更相平。東方木也。西方金也。木欲實。金當平之。火欲實。水當平之。土欲實。木當平之。金欲實。火當平之。水欲實。土當平之。東方肝也。則知肝實。西方肺也。則知肺虛。瀉南方火。補北方水。南方火。火者木之子也。北方水。水者木之母也。水勝火。子能令母實。母能令子虛。故瀉火補水。欲令金不得平木也。經曰。不能治其虛。何問其餘。此之謂也。

博
按此篇諸家注義紛紛不一敢會衆說
摘其精要曰東方實者肝木之實也西方
虛者肺金之虛也五行當以所勝更相平
今金不及而不能平於木之太過故瀉南
方火補北方水斯得其平矣所謂子能令
母實者火令木實也言東方之所以實故
上文曰火者木之子也所謂母能令子虛
者水令木虛也言所以治之故上文曰水
者木之母也又曰水勝火是要在補北方

上。蓋補水而勝火。則子之氣餘。食母之有餘。木實自平。且金得水之助。而西方金虛亦復焉。一舉而兩得之。西方若不虛。則以其所勝。金當平木。方今西方虛。則木實反侮所不勝。金欲平之。不可得也。故用此補水勝火之手段。使金不得用徑。平木耳。是治虛法之巧而妙者。為醫不可不曉也。故曰不能治其虛。何問其餘矣。

七十六難曰。何謂補瀉。當補之時。何所取氣。

當瀉之時。何所置氣。然。當補之時。從衛取氣。當瀉之時。從榮置氣。其陽氣不足。陰氣有餘。當先補其陽。而後瀉其陰。陰氣不足。陽氣有餘。當先補其陰。而後瀉其陽。榮衛通行。此其要也。

滑氏曰。靈樞五十二篇曰。浮氣之不循經者爲衞氣。其精氣之行于經者。爲榮氣。蓋補則取浮氣之不循經者。以補虛處。瀉則從榮置其氣而不用也。置猶弃置之置。然人之病虛實不一。補瀉之道亦非一也。是以陽氣不足。而陰氣有餘。則先補陽而後瀉陰以和之。陰氣不足。而陽氣有餘。則先補陰而後瀉陽以和之。如此則榮衞自然通行矣。補瀉法見下篇。

七十七難曰。經言。上工治未病。中工治已病者。何謂也。然。所謂治未病者。見肝之病則知肝當傳之與脾。故先實其脾氣。無令得受肝之邪。故曰治未病焉。中工治已病者。見肝之病不曉相傳但一心治肝故曰治已病也五藏受病必傳其所勝故見肝之病先實其脾使邪無所入治未病也是爲上工見肝之病一心治肝治已病也是爲中工張易水曰五藏子母虛實鬼邪微正若不達其旨意不易得而入焉斯言亦祖述越人也

七十八難曰鍼有補瀉何謂也然補瀉之法非必呼吸出内鍼也

呼吸出内補瀉法見素問八正神明論離
合眞邪論此言補瀉之法非止呼吸出内
而針下自有補瀉法

知為鍼者信其左不知為鍼者信其右

博按言善針者信用左手為厭按之法不
知者唯右手下針而已

當刺之時先以左手厭按所鍼榮俞之處彈
而努之爪而下之其氣之來如動脉之狀順
鍼而刺之得氣因推而内之是謂補動而伸

之。是謂瀉。不得氣。乃與男外女内。不得氣。是謂十死不治也。

滑氏曰。彈而努之。鼓勇之也。努讀若怒。爪而下之。掐之稍重。皆欲致其氣之至也。氣至指下。如動脈之狀。乃乘其至而刺之。順循也。乘也。停鍼待氣。氣至針動。是得氣也。因推針而内之。是謂補。動針而伸之。是謂瀉。此越人心法。非呼吸出内者也。是固然也。若停針候氣。久而不至。乃與男子則淺其針而候之衛氣之分。女子則深其針。而候之榮氣之分。如此而又不得氣。是謂其病終不可治也。篇中前後二氣字不同。不可不辨。前言氣之來如動脈狀。未刺之前左手所候之氣也。後言得氣不得氣。針下所候之氣也。此自兩節。

七十九難曰。經言迎而奪之。安得無虛。隨而濟之。安得無實。虛之與實。若得若失。實之與虛。若有若無。何謂也。

出靈樞經。得求而獲也。失縱也。遺也

然。迎而奪之者。寫其子也。隨而濟之者。補其母也。假令心病寫手心主俞。是謂迎而奪之者也。補手心主井。是謂隨而濟之者也。

迎者迎於前。隨者隨其後。假令心病。心火也。土爲火之子而在前。木爲火之母而在後。手心主之俞大陵也。俞屬土。故實則寫之。是寫其子也。手心主之井中衝也。井屬木。故虛則補之。是補其母也。此假心爲例。

而補寫則云手心主者即靈樞邪客篇曰
少陰無輸心不病乎岐伯曰其外經病而
藏不病故獨取其經於掌後兌骨之端又
素問繆刺篇曰刺手心主少陰兌骨之端
乃知手少陰與心主同治也
所謂實之與虛者牢濡之意也氣來實牢者
爲得濡虛者爲失故曰若得若失也
氣來實牢虛濡以補瀉爲得失靈樞小針
解曰補者佖然若有得也瀉者怳然若有

失也。大凡難經所謂補瀉之法。迎隨補瀉有二。若七十二難順逆迎隨也。此篇所載子母迎隨也。六十九難亦同。但彼取他經爲子母。此取本經之前後爲異耳。其他七十六難榮衛陰陽補瀉也。七十八難用針進退補瀉也。當各隨其所宜也。

八十難曰。經言有見如入有見如出者。何謂也。然所謂有見如入者。謂左手見氣來至乃內鍼。鍼入見氣盡乃出鍼。是謂有見如入有

見如出也

如而通用。有見而入者。先以左手厭按所針之處。得其氣至。而納針也。有見而出者候其氣應盡。而出針也。宜與七十八難參看。

八十一難曰。經言。無實實虛虛。損不足。而益有餘。是寸口脉耶。將病自有虛實耶。其損益奈何。然。是病。非謂寸口脉也。謂病自有虛實也。假令肝實而肺虛。肝者木也。肺者金也。金木當更相平。當知金平木。假令肺實而肝虛。微少氣。用鍼不補其肝。而反重實其肺。故曰實實虛虛。損不足而益有餘。此者中工之所害也。

生生子曰。是病二十字。非誤非衍。蓋巻辭也。金木水火土。當更相平。方今肝實肺虛。當先補肺金。蓋金旺則木自平。故曰當知金平木。若肺實肝虛。木受金之尅。其氣益微少。其治宜急扶肝木。而抑肺金也。用針者

乃不補其肝而反重實其肺此所謂實其實而虛其虛損不足而益有餘殺人必矣

中工庸常之工猶言粗工也

博竊惟盧扁垂教八十一篇憲章軒岐闡揚神秘然而旨意緻密將巨窺其藩籬義理玄幽且焉究夫閫奧至若起言於肸候之要絕筆乎錯治之箴煌煌耀千秋晰晰鑑萬世流德澤濟橫夭上池水澄瀼沴氛葆真元壽域天洞者矣

卷之下大尾

盧經裒腋後序

與厚氏著盧經裒腋而呂楊已下德用仲立伯仁諸家癈矣諸家癈而扁鵲氏著矣扁鵲氏其可不以與厚氏為忠臣哉吾藩

先侯以麟趾之德居盤石之封
召延天下四方豪俊蓋文學
諸伎名一術者畢集至今稱
爲盛矣而與厚氏者亦出其
陶冶之中先已著醫學澄源
脉位辨正等行于世善哉與

厚氏附青雲而名益彰何可
無所著乎則數書一出而世
知與厚氏者亦惟於斯知吾
邦有其人者亦惟於斯其今
世知至今有其人者與厚氏
亦猶吾藩忠臣哉余雖辱同

僚惛無能爲也乃使與厚氏
割其榮也則吾儕亦榮有與
厚氏也遂卒業跋其後贈之。
水戶侍醫東武愼齋吉訥言

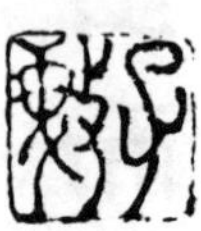

水戸加藤宗愽先生述作

書坊　栁枝軒版行

一　脉位辨正　二冊

一　醫學澄源　一冊

一　盧經裒腋　附或問　五冊

一　[redacted]　[redacted]

享保六歳丗孟冬

江戸日本橋南二町目　小川彦九郎

京師書林六角通御幸町西入町　茨城多左衛門

盧經裒腋或問

常陽水戶府醫官加藤宗博與厚甫著

男　東春　叅

門人　木內春伯
大關尚絅
小柳津宗壽
下河邊宗節
色川宗知
山木宗順　校

或問自古迄今註難經者有幾。曰。凡數十家。而其尤者。吳大醫令呂廣註解。其尚古矣。相踵註者。丁德用補註。虞庶難經註。周仲立辨正釋疑王宗正註義王惟一集註李晞範句解紀天錫難經註張潔古藥註。袁淳甫本旨謝堅白難經說陳廷芝辨疑。滑伯仁本義馬仲化正義熊宗立俗解。張世賢圖註王文潔評林等各立一家說只恨海航不多不及盡閲矣

或問我邦亦有註難經者耶曰本邦上世。授職勸學其載籍中或罷兵燹或遭蠹殘故不傳于世僅存什之一耳。醫家之書。其自在記

錄者如安陪眞直出雲廣貞等奉敕撰大同類聚方百卷菅原岑嗣奉敕與諸名醫撰金蘭方五十卷小野藏根所撰集註太素三十卷物部廣泉攝養要訣二十卷出雲廣貞難經開委大醫博士源輔仁掌中方隻字罔傳悉屬烏有眞可痛惜近世河清民安學業隆興家家編集不爲不多而如難經但有俚俗抄解未見註者也

或問難經諸家註釋並曰此書嘗歷華佗煨

燼。故多闕文錯簡。予以為無關誤。何與前賢如斯相戾也。曰。本編余所著總論略辨之。按後漢書及魏志。佗出一卷書與吏曰。此可以活人。吏畏法不敢受。佗亦不強索火燒之。而不載其書名。何後人意是難經也。乃以燼餘觀之。適本編言理簡重。不可猝解。遂以為闕誤多矣。再按佗之書不知其名則不必是難經矣。若夫已為燼餘。則惟斷簡殘文。而篇章文辭不如是完全也矣。孫奇等挍正仲景。金匱要略序曰臣奇嘗讀魏志華佗傳云出書一卷曰此書可以活人每觀華佗凡所療病多尚奇怪不合聖人之經臣奇謂活人者必仲景之書也由是觀之佗之書不必難經難經亦不必燼餘之書也且夫難經實祖述聖經子勿被疑惑而迷津塗哉

或問一難十二經脈滑氏熊氏並謂經者經常不息也予以爲徑直之義者何也曰滑氏釋二十六難云直行者謂之經傍出者謂之

絡諸家之説皆然。是經非經常之義也。若為經常之義。則與下文經者徑也之言不相合矣。或又問。滑氏曰。謂之脉者。以血理分衰行體者而言。子以為穀氣宣通無避者何也。曰。血理分衰行體者。是解字者之説。而非岐黄家之言也。按靈樞決氣篇帝曰。何謂脉。岐伯曰。壅遏營氣。令無所避。是謂脉。乃知脉也者。營氣行其中。猶如人之行路上。路有阡陌。故曰脉者陌也。子宜想看。

或問一難獨取寸口諸註家或以爲右寸或以爲兩寸或以爲統三部子亦有說乎曰一難寸口統關尺而言何以知之獨取寸口以決五藏六府死生吉凶今欲候五藏六府之脉何惟右寸何惟兩寸蓋越人之意一身十二經各各有動脉可以診然今置不取故於古法寸口中立寸關尺三部以候十二經以法簡而易從亦寸口者脉之大會而肺朝百脉也至如伯仁氏本義亦所見未定一難註

曰。寸口謂氣口也。居手太陰魚際却行一寸之分。氣口之下。曰關曰尺。此似統關尺言。又似言三部之寸。三難註曰。一難言寸口。統陰陽關尺而言。又十四難註曰。一難言寸口以決藏府死生吉凶。謂氣口為五藏主也。四難言脾受穀味。其脈在中。是五藏皆以胃為主。其脈則主關上也。此難言人之有尺。譬如樹之有根。脈有根本。人有元氣。故知不死。則以尺為主也。此越人所以錯綜其義。散見諸篇。

以見寸關尺各有所歸重云。今據此註文則
一難寸口乃三部之寸。而非統關尺也。與三
難所註自相矛盾如此。故謂所見未定矣。
或問。一難營衛行陽行陰。馬仲化王文潔。以
衛為行字。不亦可乎。曰。內經論營衛不一。今
合營衛生會五十營衛氣行等諸篇觀之。營
衛並出於穀氣之變化。而營者水穀之精氣
也。故行於經隧之中。適晝夜漏下百刻。以五
十周身。衛者水穀之悍氣也。布散於外。充於

皮膚分肉之間。晝行陽二十五度。夜行陰二十五度。亦五十周身。經所謂行陰行陽者。惟於衛氣言。然則似營衛殊途不相干涉。而今此章及三十難。爲營衛相隨者。亦不無據也。按營衛生會篇。帝曰。願聞營衛之所行。皆何道從來。岐伯答曰。營出於中焦。衛出於上焦。帝曰。願聞三焦之所出。岐伯答曰。上焦出於胃上口。並咽以上。貫膈而布胸中。走腋。循太陰之分而行。還至陽明。上至舌。下足陽明。常與營俱行於陽二十五度。行於陰亦二十五度一周也。故五十度而復大會于太陰矣。斯知。雖衛在脉外。而不能入于經隧。然而與營相隨上下如此。蓋衛之爲氣。表裏內外。無不周至。有晝日行於陽。日入行於陰。而內周五藏者。有與營氣相隨。而行於脉外者。俱日夜五十周。而合漏水百刻。故云爾。或曰。政見營衛生會篇。諸本並作衛出於下焦。又下文於上焦章。註家皆曰是指宗氣也。而吾子容易改之。抑牽強耶。何其戾哉。余應之曰。子問難經之難解者。吾以内經説啓焉耳。子又問旁及内經。所謂得隴望蜀者也。雖然。因子審問。吾亦對以明辨。諸作下焦是傳寫之訛。何以言之。今見生會篇上焦章下文。帝曰。人有熱飲食下胃。其氣未定。汗則出。或出於面。或出於背。或出於身半。其不循衞氣之道而出何。岐伯曰。此外傷於風。内開腠理。毛蒸理泄。衞氣走之。固不得循其道。此氣慓悍滑疾。見開而出。故不得從其道。是承上文而言上焦衛氣之泄外者也明矣。平人絕穀篇曰。上焦泄氣。出其精微。慓悍滑疾。邪客篇曰。衛氣者出其悍氣之慓疾。而先行于四末分肉皮膚之間。而不休者也。此數者可以證衛氣之爲上焦也。蓋水穀入胃。其氣慓悍者。出於上焦爲衛氣。精微者。出於中焦爲營氣。其糟粕津液溉于下焦。爲溲便。其大氣之摶而不行。積于胷中。行呼吸者。爲宗氣。又命曰氣海。如斯而己。諸註本篇但被局上文衛出於下焦之字。以五十周身衛氣漫認爲宗氣。其謬甚矣。此余所以改下焦作上焦也。學者通觀下章中焦下焦全文。則不待余言。而理義瞭然。故本篇最後結上文斷之曰。上焦如霧。非言衛氣慓悍。中焦如漚。非譬營氣精微。下焦如瀆。非指溲便流決乎。大凡内經爲書。錯誤衍文。不爲不少。諸家註者。不歷熟察。漫以下筆。縣隨文解義。強合爲說者多矣。不可不審。人有言曰。凡讀書。先觀本文。顧義如何。逆知其意。而後考註文。則不爲他所謬。實確論也。

或問。二難曰。從關至魚際。是寸內。陽之所治也。其寸內。諸家註本。並作寸口內。子何以從呂氏耶。曰。越人爲此編主意。在獨取寸口也。其言寸關尺者。並在古法寸口中。諸家不識別。以寸內謬作寸口內。大乖越人之意。是余所以從呂氏而作寸內也。

或問。二難尺寸之法。或從肘中橫文。至掌腕魚際後文度爲一尺或爲一尺一寸何如曰的見本篇有從關至尺是尺内從關至魚是寸内又分寸爲尺分尺爲寸語以關爲限則是關以前爲一寸故曰陽得寸内九分關以後爲一尺故曰陰得尺内一寸此通一尺一寸按滑氏註此從關至尺澤魚際爲説其彙攷亦以從關腧郄引證而此章下文載孫氏魚際至尺澤通計十寸者乃是非從關而度之也滑氏所説前後自牴牾矣

或又問內經所謂尺寸。與難經同否。曰。不同。內經從肘中橫文。至魚際後文。通為一尺。何以言之。凡古咫尺尋常。皆以人之體度之為法。掌後至肘中。徑直似尺。故名曰尺。尺者臂內總稱也。肘中橫文。手太陰所抵穴。名曰尺澤。是所謂尺內也。尺澤至魚後。通計得十分之一。而當掌後高骨際。故名曰寸口。寸口之脉。瀁々乎。而不止一指之可診。故經有長短之脉。及推而上之。推而下之等語。至其尺者。

唯候皮膚形肉耳。邪氣藏府病形篇論疾診尺篇所論灼然可見。越人於十三難亦存此法。

或又問。靈樞骨度篇曰。肘至腕長一尺二寸半。子以爲一尺。似戾經意。曰。審哉問也。夫骨度篇言一尺二寸半者。所謂同身之寸也。人有長短肥瘠不同。稱體度之。可以定經脉取輸穴。是非胗法尺寸之謂也。

或又問。寸口據五藏別論王太濮註則爲在

手太陰魚際後。同身寸之一寸。張會卿亦曰。寸口關前動脈。即太淵穴處。與吾子言不同何也。曰。是向所謂穴法之與診法。命名不同也。請辯焉。按靈樞本輸篇曰。太淵魚後一寸陷中。經渠寸口中也。設以寸口爲同身寸之一寸。則經應言太淵魚後寸口中。何曰經渠寸口中也哉

或問。脉訣刊誤載曰。素問言脉之部位。止言尺寸。未言關也。至扁鵲難經。乃言有關部在

尺寸之交。而輓近名醫釋脉者。咸以素問脉
要精微論。中附上。左外以候肝。内以候鬲。右
外以候胃。内以候脾之言。以爲左右關脉。乃
謂合難經三部說。此言孰是。子若有說。明以
告我。曰。内經尺寸之法。與難經三部之尺寸。
太相逕庭。余既已辯之。夫寸關尺三部。昉于
越人。乃内經一部寸口之位也已。是以偏索
靈素。靡有關部之說。其脉要精微論。尺内兩
傍則季脇也。尺外以候腎。尺裏以候腹云云。

者分其部候其皮膚形肉知其病所謂調尺之法而非脉診王氏註曰尺内謂尺澤之内也兩傍各謂尺之外側也此誠正論雖然但舉其概未及于詳自彼合三部説出近時名家如景岳東叔士材之徒陷其註誤蹈襲謬弊遂使越人本旨淪没于千載之下實惑世亂經爲莫甚焉可勝嘆息余別作脉位辨正以詳明之請子鑑諸

或問脉經曰關前一分人命之主左爲人迎

右為氣口何謂也曰關前一分者叔和意蓋
以為内經所謂氣口在魚後一寸所越人約
前後一寸九分而分為寸關尺之三部今三
指齊下則内經氣口在難經所立關前近寸
一分而經有氣口成寸以決死生之言故曰
關前一分人命之主其左為人迎右為氣口
與經謂人迎氣口大異内經人迎者足陽明
之動脉而在結喉旁氣口者即寸口手太陰
魚後之動脉也麗安常闡之于前諸賢踵論

張景岳述之于後。辭氣振々。余竊思。內經診法。氣口有焉。人迎有焉。其他如三部九候。朱子所謂。古人之於脉。其察之固非一道也。而世下稟媮情變。不便于診。以故越人獨約之寸口一寸九分中。難經起焉。叔和見其如此。故酌越人之遺意。以人迎氣口。配之左右關前耳。後來諸賢。不能辨之。惜哉。

或曰。敢問。子亦以關前一分。爲古所謂寸口乎。曰。不然。王氏以難經之說看得。如余之所向言故有關前一分之言。以余觀之。寸口正在關位。蓋內經以魚後至肘中。通為一尺。今以越人一尺一寸之法度之。則內經一寸者。在難經手却一寸一分之處。故曰寸口正在關位。此越人所以一寸之內九分為寸。一尺之內一寸為尺。而其中分暗合內經之寸口。其微意之存。有如斯焉。前聖後聖其揆一。其此之謂也歟。

或又問。人迎氣口。如子之言。似以王氏法為允當。曰叔和雖倣顰于越人。然竊闖越人之意。未必然也。蓋人迎氣口。以辨三陰三陽之脉。靈素所言。皆氣口候陰。人迎候陽。至以論關格之脉。所謂三陰在手。三陽在頭也。若夫難經則約之寸口。故三難曰關之前者陽之動也。關以後者陰之動也。以論關格覆溢。乃與經所言義大同矣。此寸以候陽。尺以候陰於其陰陽脉法。無復遺憾矣。王氏強欲存人迎氣口之名。取之于手太陰。其意蓋謂左關屬肝膽。爲木主風。故爲人迎以候外感。右關屬脾胃。爲水穀所傳化之處。故爲氣口。以候内傷。經所謂人迎主外。氣口主中之意也。以余觀之。甚不然也。經言主外者。三陽脉在人迎。爲府爲陽爲表。主中者。三陰脉在氣口。爲藏爲陰爲裏。可以察陰陽之齊否。而知藏府之疾病。非外感内傷之謂也。此故今取診于左右關部。而別外感内傷則猶可。假名於人迎氣口。而辨三陰三陽則未可。學者勿認鷺爲鵠。

或問。四難所謂。心肺俱浮。腎肝俱沈。脾者中州。與五難菽法輕重。同是診五藏之脉也。而又有十八難寸關尺五藏六府之分位何也。曰。十八難三部藏府之診者。是越人推本於肺朝百脉之意。而分配十二經脉於左右表裏。發內經之所未發。垂教手不窮。後世醫人。無不依之。如彼四五難浮沈輕重者。是內經所謂寸口一部診法也。而浮沈之與輕重不能無辨。蓋四難說五藏之脈象。如曰浮而大散者心也。浮而短濇者肺也是也。五難菽法。乃分五藏之部位也。如曰與皮毛相得者肺部也。與血脈相得者心部也是也。十二難脈口內外絶。由此可診。越人意欲存古。故又述此診法焉耳。學者宜再思之。

或問。八難謂腎間動氣。諸家註釋。或以為尺脈。或指為太谿脈。或解為丹田氣海之地。請問孰是。曰。六十六難端言齊下腎間動氣則明知是氣海丹田之地也。其言寸口脉平者亦統關尺而言也。蓋腎間動氣人所禀於天。而爲生氣之原。猶如樹之有本根。本根已絶則莖葉雖暫存然終不可不枯矣。腎間生氣獨先絶於内。則脉口雖差平亦在死法中。

或問。十四難曰。人之有尺。譬如樹之有根。枝葉雖枯槁。根本將自生。由是觀之。前哲言八難腎間動氣爲尺脉。不亦宜乎。曰。古人立言各有其旨。今之讀者率欠熟察。故惜不辨爾。

夫八難謂寸口脉平死者。生氣獨絶於內者恒德老人所謂爲病劇形脱者論此谷氣未盡。而元氣獨絶於內也。如十四難曰上部有脉下部無脉。東垣先生所謂。飲食過飽。填塞于胸中。故谷氣不行。而元氣亦自餒。故曰其人當吐不吐則死。此元氣未盡。而谷氣遽然離之基也。上部無脉。下部有脉者。胃氣尚存于下。恰似樹木之有本根。故曰雖困無能爲害。乃是爲病暴證急者論。蓋彼主元氣。以賢間動氣爲根。此主谷氣。以尺脈爲根。可不辨乎。

或問。二十三難第二章曰。經脈始從中焦。注手太陰陽明。以次相傳。至足厥陰。厥陰復還注手太陰。如此則實十二經也。二十七八難又曰。奇經八脈不拘於十二經。然滑氏發揮。併任督爲十四經。何也。曰。余嘗按二十三難第二章。及靈樞經脈篇。俱曰。足厥陰還注手太陰。政如子所言。而其第二章。及脈度篇。任督蹻三脉。並在營氣周行一十六丈二尺之數中。樸全善曰扁鵲謂奇經八脉不拘於十二經。與岐伯說矛盾。以余觀之經脉篇既謂足厥陰還注手太陰。則不惟扁鵲說然。經意亦復如此。但覺二十三難第一章與第二章靈樞脉度篇與經脉篇。所說異焉耳。夫曰止注十二經。則少蹻脉兩足合一丈五尺。任督二脉合九尺。計二丈四尺也。一十六丈二尺內。減二丈四尺。則實有一十三丈八尺。而不合二一刻一周身之數再考營氣篇流注曰從肝上注肺上喉嚨入頏顙之竅究於畜門其支別者上額循巔下項中循脊入骶是督脉也絡陰器上過毛中入臍中上循腹裏入缺盆下注肺中復出手太陰此又止言督脉而無任脉說按其絡陰器至入缺盆之言豈謂任脉耶而氣穴論有任督脉所發氣穴以故滑氏著爲十四經然亦不及蹻脉則不合脉度之數脉度篇帝曰蹻脉安起安止何氣榮

水岐伯答曰。蹻脈者少陰之別起於然骨之後上內踝之上直上循陰股入陰上循胷裏入缺盆上出人迎之前入頄屬目內眥合太陽陽蹻而上行又曰。帝曰蹻脈有陰陽。何脈當其數岐伯答曰。男子數其陽女子數其陰當數者爲經其不當數者爲絡也。二十八難曰。陽蹻脈者起跟中循外踝上行入風池陰蹻脈亦起跟中循內踝上行至咽喉交貫衝脈。如二篇則知陽蹻足太陽之別。陰蹻足少陰之別脈也。然而不如十二經之以次相傳則不為一十六丈二尺之行數。又手足三陰三陽經。分左右為積數則非做兩次周行亦不合。如其脈氣行三寸亦然。是未可曉者也。學者不強為說闕疑可矣。

或問。二十五難。三十八難。並謂三焦有名無形。前哲或為有形者。諸家辨論紛紛不一。盍為我解此惑。曰。靈素難經醫之大經也。余據此得其旨。請以辨焉。夫三焦者。所謂人身三

元之氣而原氣之別使也。故無其形。但有其
位。在上曰上焦。在中曰中焦。在下曰下焦。俱
主水穀之傳化。成衛成營。成溲便也。然則營
衛溲便。並賴三焦之氣而所化也。故越人曰。
水穀之道路。氣之所終始也。營衛生會篇。及
三十一難所論。昭昭可見。從自彼陳無擇有
脂膜如手大。正與膀胱相對之說出。馬仲化
王文潔之徒。遂釋爲有形之物。實不經甚矣。
或曰不然。靈樞本藏篇曰。腎應骨。密理厚皮

者。三焦膀胱厚。麁理薄皮者。三焦膀胱薄。踈腠理者。三焦膀胱緩。皮急而無毫毛者。三焦膀胱急。毫毛美而麁者。三焦膀胱直。稀毫毛者。三焦膀胱結也。是其有形也明矣。若無形。何有厚薄緩急直結之理。曰。此言三焦膀胱者。惟指膀胱。何以言之。本藏篇上文曰。腎合三焦膀胱。三焦既與心胞合爲表裏。一府豈有兩配。蓋三焦無形之可以依。而其下焦主水道。故屬之膀胱。爾本輸篇既曰。屬膀胱。是孤府也。此經所以言膀胱。或稱三焦膀胱也。
而還可證三焦之無形者矣。本輸篇又曰。三
焦下輸。在於足太陽之前少陽之後。出於膕
中外廉。名曰委陽。是太陽絡也。又曰。上踝五
寸。別入貫腨腸。出於委陽。並太陽之正。入絡
膀胱。約下焦。是匪啻內屬膀胱。如其經絡亦
有相屬者。諸家不解此義。三焦膀胱。分而作
二。謾認爲有形之物。非亦惑乎。近世張景岳
指形骸著內。一層色赤者。爲三焦。亦由看本

藏篇不眞。景慕有形。作爲臆說。而又非徐陳之言。短天民之說。所謂以五十步笑百步之有流也。且以有名無形。直爲難經之失。嗟乎有越人諄諄明教也。後世猶或致疑乎有形。如張氏之言。不免毀聖害經之戾矣。

或又曰。三焦膀胱旣聞命矣。靈蘭秘典論曰。三焦者決瀆之官。水道出焉。本輸篇曰。三焦者中瀆之府也。水道出焉。屬膀胱。是孤府也。言決瀆之官。言中瀆之府。言水道出焉。如此之言。亦似有形。請再煩子論辯曰。審哉問也。
夫焦雖有上中下之位。其氣受有形之水。止在
下焦。故其言府者。一稱下焦。爲三焦。固雖無
其形。而有其氣。主決瀆水道之職分也。按營
衞生會篇曰。下焦者別回腸。注于膀胱。而滲
入焉。蓋水穀入胃。胃氣薫蒸。而出於上焦。爲
衞氣。出於中焦。爲營氣。其滓穢糟粕。俱傳于
小腸。糟粕別入于大腸。水道別注于膀胱。滲
入焉也。故曰。上焦如霧。中焦如漚。下焦如瀆。

此之謂也。若其濟泌別汁。與注于膀胱皆下
焦之氣所爲傳化也。是決瀆之所官水道之
所出也。膀胱既藏水液。外出小便。下焦者自
小腸注之膀胱。故又名中瀆之府。其未滲之
際。下焦之氣。似差有受有形之水。是三焦之
所以爲府也。傳化如此。而其無形。因但彼決
水。而注于膀胱。屬之膀胱耳。又非如膽胃大
小腸膀胱之有特形。故靈樞曰孤府。難經曰
外府。且夫腎系連心。三焦屬膀胱。所謂陰陽

互成根水火不相射之妙於是乎可觀又三焦者實原氣之別使而爲穀氣之資用者明矣學者可不潛心研覈乎

或問三十六難三十九難皆謂腎有兩藏其左爲腎右爲命門後人或以兩腎間爲命門孰是孰非請明告我曰命門之說寔有難言者雖然今爲子略闡其蘊夫人之生也禀氣於天而陰陽五行悉備我身故凡有生之初先生二腎即天一之氣所化也内含一箇真

名之曰神機。又命為原氣。此太極之樞機。而八
難六十六難所謂。腎間動氣也。是知腎間者。
人稟生命之門戶也。故名曰命門。原氣既立。
無不陰陽。無不動靜。一陰一陽。一動一靜。互
成其根。誠無偏無倚。無往而不中正矣。然而
越人取原氣曰動氣。以右腎為命門。亦不無
其謂。蓋動為陽。靜為陰。右為陽。左為陰。陽動
則生。陰靜則化。故氣以動著焉。是越人以腎
間眞氣曰動氣。陽以右屬焉。是越人呼右腎

腎藏爲命門。皆就原氣之用而使知其所向也。後世妄認言火。偏指爲陽。不思之甚。岐伯神機者。子思所謂天命之謂性也。越人命門者。孟子所謂性善也。好學之士。熟察深思。而始可與言命門而已。

盧經裒腋或問終